JN240483

歯学博士● Shotaro Kado

角 祥太郎

僕たちはどうせうまくいく

最強のチーム
THE STRONGEST
ビルディング
TEAM BUILDING
バイブル
BIBLE

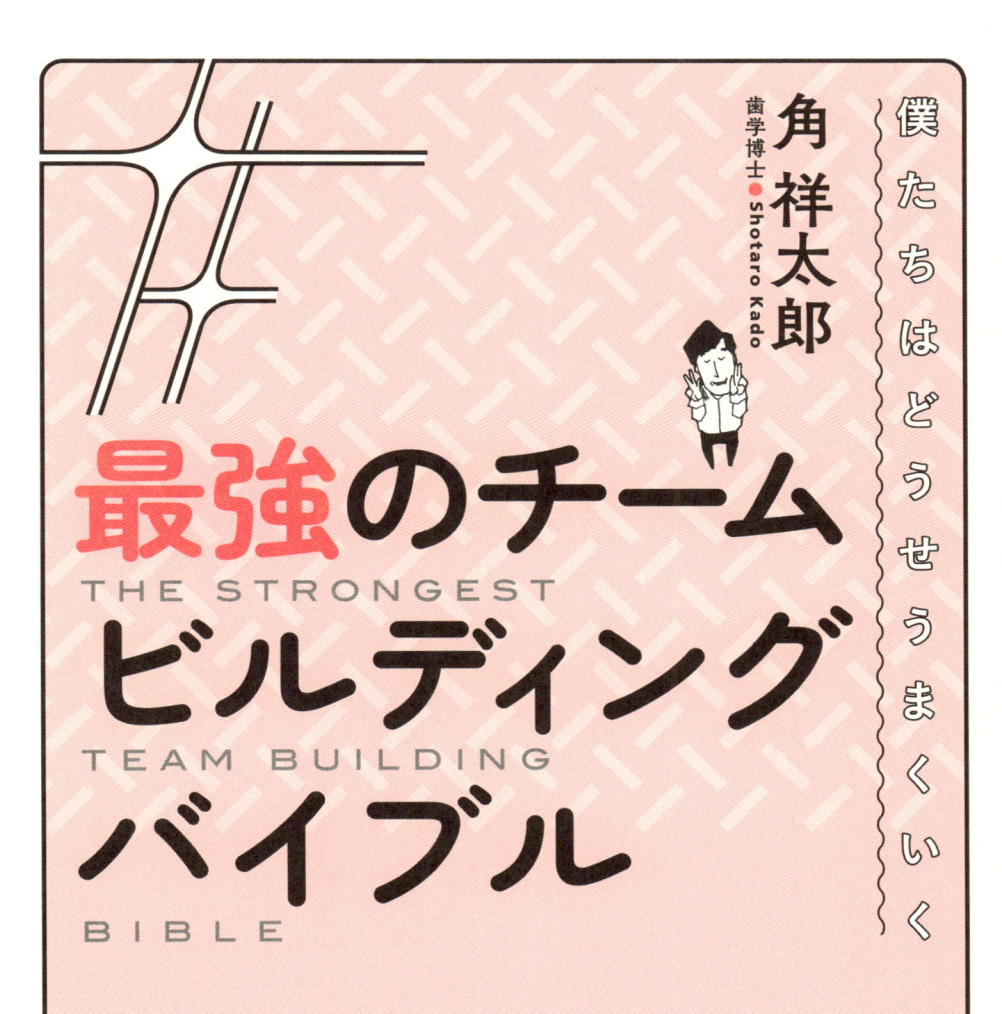

デンタルダイヤモンド社

刊行にあたって

　本書は、やると決めた人を心から応援するための実用書です。

　「雰囲気よく挑戦したい」、「もっと現場を巻き込んで歯科医院を盛り上げたい」と願う歯科医師に向けて、現役の歯科医師であり、年間250回以上の講演を行う私の、リアルな知見のみをこの1冊に詰め込ませていただきました。

　たとえば、院長やチーフスタッフだけが息巻いて盛り上がっていても、職場はなかなかよい雰囲気になりません。だから、もっと現場のスタッフ全員をノセて楽しく仕事をしたい！　と願っている歯科医師に向けての即実践できるコツや、アタマのなかで絵を明確に描けているのに、現場にどう落とし込んでカタチにしていけばよいのか悩んでいる歯科医師に喜んでいただけるヒントも多く盛り込んであります。

　院内のマネジメントに関して悩む歯科医師は少なくありません。Z世代と呼ばれる若者と院長との世代間ギャップがある歯科医院も多くあり、院内のマネジメントの悩みが一見、多層的になっているように見えるからか、マネジメントに関するセミナーも以前よりも多くなっているように感じます。そもそも「マネジメント」の語源は何なのか？　そして、治療と予防では患者さんに提供することが違うので、そのあたりの勘どころも実際に現場で実践し、全国の歯科医院の発展していく様を見てきている私から、スタッフのマネジメントについて紙上セミナー形式でお届けします。

　是非スタッフの方々とも読んでいただいて、院内コミュニケーションの一助にもなれたら本当にうれしく思います。

2024年8月

角 祥太郎

contents

chapter 3 医院力を高める仕組み作り

デザイン●安倍晴美　　イラスト●笠間慎太郎

序 章　令和な若者の傾向と対策

求められる診療以外の部分のマネジメント

　お笑い以外のことで足元をすくわれるお笑い芸人がいれば、お笑い以外もうまくマネジメントしてみんなに長く愛されるお笑い芸人もいます。サッカー以外のゴタゴタでスランプに陥るサッカー選手がいれば、サッカー以外のマネジメントもうまくいって誰からも尊敬されるサッカー選手もいます。こう考えて "ハッ" と気づかされることは「本業以外の部分のマネジメント」こそが、本業をもっと心地よくするために最も大切なことなのではないかということです。

　このことは、歯科医院経営でもまったく同じです。日々の診療の価値を最大化するためには「診療以外の部分のマネジメント」こそが、最も重要なのです。診療よりも診療以外の部分に悩みが多く潜んでいます。離職の理由も診療以外の部分に多くあります。ポジティブな要素も診療以外に多く潜んでいます。そもそも歯科医院の評判は診療以外の部分に多くあります。インターネットのクチコミを観察してみると、Goodの評価は診療以外の部分に最も多くあります。日々の診療を快適にするためのポジティブなことも診療以外の部分に多くあるのです。つまり、診療±αの「±α」が診療以外の部分にあるのです。これからの予防歯科の時代の歯科医院経営の肝は診療以外の部分のマネジメントにあるのです。

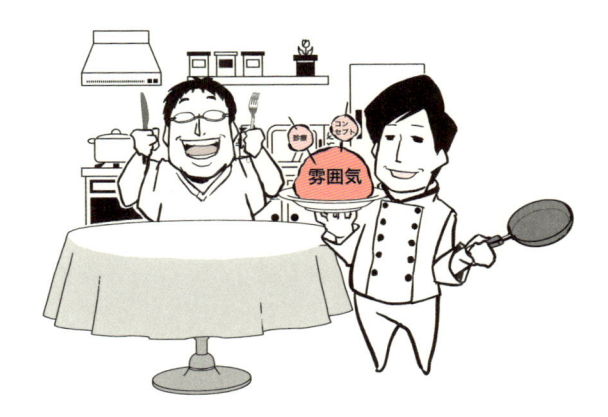

歯科医院の三大栄養素

　前述のマネジメントを行う前に、歯科医院が「診療」、「コンセプト」、「雰囲気」という三大栄養素で成り立っていることを理解する必要があります。診療での困りごとを解決し、コンセプトで医院の独自性をアピールし、よい雰囲気で歯科治療が行われることで、歯科医院は快適に運営されます。このそれぞれの栄養素がバランスよく位置付けられることで中長期の歯科医院経営が成立します。では、この三大栄養素のなかでどれが最も重要かというと、ズバリ「雰囲気」です。雰囲気が悪いだけで診療がしづらくなり、患者さんとのコミュニケーションも十分にとりづらくなります。たとえば、医院見学に来た求職者も雰囲気の悪さを察知して入職しなくなりますし、実習生の学生の間で「あそこの歯医者は雰囲気が悪いよ……」などの評判が立とうものならば……。

　口腔疾患をひたすら治療し、患者さんや地域を救っていた時代を経て、いまは「困りごと解決」から「困らせないため」の医療機関へと歯科医院の在り方が変わっています。すべての患者さんが困っていて "誰でもいいから助けてほしい！" といった急を要する状態ならば、歯科医院の雰囲気はさほど気にならないでしょう。しかし、予防歯科の時代は違います。予防の定義は「いい状態から転落させない」ということです。つまり、困っ

ていない人が自ら進んでエステやジム、習い事に通うように自己投資として enjoy しながら通院することが、予防歯科では最も大切なのです。だからこそ、雰囲気のマネジメントが最も重要なのです。雰囲気の悪い歯科医院に困っていない状態の人は通いません。自己投資のために enjoy して足を運ぶことが予防歯科では最も大切なのです。雰囲気が悪いだけで、予防歯科本来の価値は出せませんし、歯科医師の情熱も腕前も心地よく発揮できないのです。

マネジメントの本質と歯科医院経営

　そもそもマネジメントは「手綱を引いてコントロールする」という意味です。雰囲気のマネジメントを行う際は、とくに手綱を引いて「いい感じ」でコントロールするイメージが大切です。そして、診療と診療以外でマネジメントのスタンスを変えるのがコツです。たとえば、診療はミスが許されません。常に完璧な状態で結果を出さなくてはなりませんので、診療においてのマネジメントは「管理」です。治療の準備ひとつをとっても管理を行うマネジメントが大切です。診療以外のことは意識と行動が大切です。残業を減らす、自費率を上げる、メインテナンスを増やす等々、診療を支える診療以外の部分をいかに「いい感じ」にもっていくかが大切です。診療は「管理」、診療以外は「いい感じ」にするようにスタンスを変えることで、雰囲気のマネジメントもグッとよくなります。このように歯科医院の構造を理解し、マネジメントの意味を理解して運営していくことが大切なのです。

予防型歯科医院の構造を理解する

　マネジメントのために次に必要になるのが、予防型歯科医院の構造、それぞれの職域の理解です。治療主体の時代では患者さんを救うために歯科

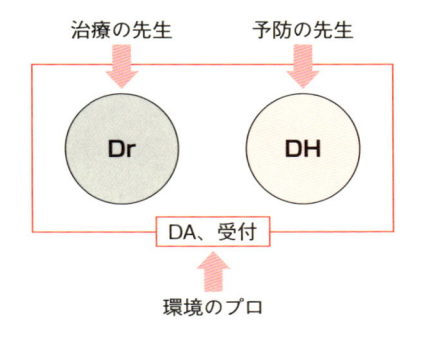

医師とスタッフが主従関係のような構造のもとで診療を行っていましたが、これからの予防型歯科医院は歯科医師が「治療の先生」として、歯科衛生士が「予防の先生」として、歯科助手や受付が「環境作りのプロ」として、それぞれの職域と責務を理解し、オーケストラのように協力し合うことが大切になります。総合病院にたとえると、外科の先生がいて、内科の先生がいて、よい環境を受付やコンシェルジュが作り出しているイメージです。とくに歯科の現場では医療とホスピタリティが混在しているため、それらを明確に区分けできていることが非常に大切です。このような歯科医院の構造を理解してもらうことが歯科医院をマネジメントするうえで大切なことなのです。

Z世代のマネジメント

　マネジメントの話をすると出てくるのが、"最近のZ世代の若者は……"という言葉と、「Z世代がいるとマネジメントしづらいんです！」という相談なのです。しかし、正直なところマネジメントに世代は関係ありません。もちろん、世代ごとにアプローチの仕方には多少の違いはありますが。むしろ、Z世代は即戦力なのです。世代の違う若者を見た年長者が違和感を感じて「最近の若者は……」とつぶやくことは世の常ですし、「Z世代が！」と言いたくなるのもわかりますが、マネジメントと世代間ギャップを混同してはいけません。

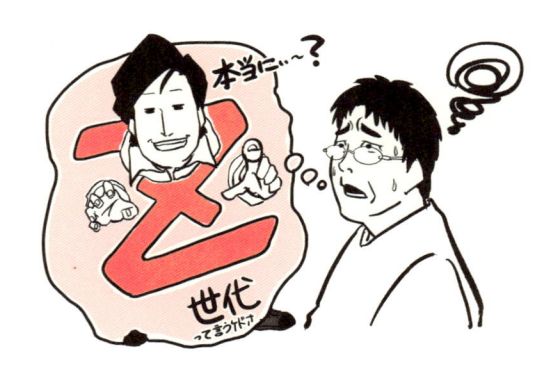

　Ｚ世代と呼ばれている若い人たちへのアプローチのコツをお伝えします。それは「キャリアの安定性」です。“タイムコスパ”という言葉があります。自分が費やした時間に対して見返りが多くあれば「タイムコスパがよい」と表現します。Ｚ世代は、このタイムコスパがどれだけあるかを非常に気にします。組織でよくある丁稚奉公のような時間に耐えることはまったくできません。ですから、常に「こうしたら、お互いにタイムコスパがイイよね」ということを確認して物事を進めていくアプローチになります。

　そして、次にポイントになるのが主語です。「Ｉ（わたし）」ではなく、「We（私たち）」で物事を考える傾向があります。「みんながどうなっているか」、「みんなにイヤな顔をされないか」、「みんなに紛れてやりたい」、「悪目立ちしたくない」という傾向がありますので、このことを考慮したアプローチが必要になります。

歯科医院のマネジメントと仕組みの問題

　強い組織や強いチームは、必ず各世代が自分の味を出し合い、それぞれが自律的に機能しています。組織において、ベテランは組織の文化を守る存在、中間層はバランスを保つ役割、若手はよい意味での常識ブレイカーとして存在しています。その各世代のもつ味をどのようにマネジメントするかが課題であり、世代の違いはマネジメントには関係ないのです。

院内で何かが起きるときは、単純に歯科医院のマネジメントや仕組みのエラーのせいです。たとえば、「最近入職した新人が……」という不満があるのなら、採用面接の仕組みが足りていないのかもしれません。また、Z世代が辞めていくのなら、成長感や貢献感を与えられていない教育システムに問題があるのかもしれません。求人に悩んでいるのなら、自院の求人の勝ちパターンを把握した仕組みができていないのかもしれません。新人が育たないのなら、マニュアル不足、あるいは教育係のスキルを高める仕組みがないのかもしれません。また、教える順番が統一されていないのかもしれません。新人がマニュアルどおりにしかできないのなら、積極性や自主性を引き出すガイダンスが不足しているのかもしれません。このように院内に何かが起きるのは世代ではなく、歯科医院のマネジメントや仕組みの問題なのです

「各世代の味」を捉えたマネジメント

　マネジメントの仕方によって「Z世代」は非常に優秀な歯科医院の協力者になり、若手ならではの視点で医院を活性化させていきます。その現場を数多く見てきました。これはZ世代に限った話ではありません。中途採用の新人や復職したスタッフ、もちろん既存のスタッフもマネジメントの仕方によって非常に優秀な歯科医院の協力者になって現場を活性化してくれます。つまり、院内で起こることの大半は世代よりもマネジメントの問題です。世代間のギャップを不必要に意識することなく、院長やチーフスタッフがマネジメントという言葉の意味を十分に理解し、診療の場面と診療以外の場面でのマネジメントの使い分けを明確に把握していることが大切なのです。

　各世代の長所も短所もひっくるめて「その世代の味」と捉えることがマネジメントの最大のコツです。せっかくさまざまな年齢層が組織に参加し

てくれているわけですから、各世代の味を活かさない手はありません。団塊の世代、バブル世代、ゆとり世代、プレッシャー世代、不適切世代等々、さまざまな世代の名称があります。他の年代の人を理解しようとしなくなったときに「世代」という言葉を使ってしまうのだと思います。世代という便利な言葉で相手をカテゴライズしてしまうことが、思考停止のはじまりなのです。歯科業界だけでなく、一般社会でも「団塊の世代」の言動に若者が頭を抱えたり、やる気があるのに「ゆとり世代」と勝手に括られたり、ベテランが飲みに誘っただけで「不適切世代」と若者から陰口を言われたりということがあるわけです。世代を問わず、思考が停止した瞬間に他の年代の人を「○○世代」と言いたくなるのは老若男女を問わずにみんなが同じです。

　少なくとも私たちの業界はそんなことで悩むことはやめましょう。これからの日本は予防時代なのです。ついに歯科業界の出番がきたのです。いつだって悩みは尽きませんが、以前より悩みの質が上がっていたらよいと思います。去年の悩みを覚えていますか？　覚えていないとしたら何かしらを行って解決して乗り越えているわけです。

　何かマネジメントで悩むたびに、ぜひ本書を手に取ってください。「僕たちはどうせうまくいく！」と歯科業界を楽しみながら歯科医院の味を出して喜ばれごとを重ねていこうではありませんか。

　令和のZ世代のスタッフが歯科医療の最前線で活躍する場を求めています。次章からはさまざまな事例に対して、スタッフの成長を促すための「ワーク」が紹介されています。院長自身のリーダーシップの醸成とスタッフの育成の一助になれば幸いです。

成長を促す

知識も技術も未熟なのに、学ぼうとしない勤務医に困っています 01

歯科医院では、院長は経営者の立場でもあり、指導者の立場でもあると思います。自ら学ぼうとする意欲のある勤務医のほうが、指導が順調に進むのはいうまでもありません。しかし、そのような勤務医ばかりではないのもまた事実で、「この勤務医への指導はうまくいかないな」と感じている院長もいるのではないでしょうか。

本項では、「知識も技術も未熟なのに、学ぼうとしない勤務医に困っています」という悩みに答えていきたいと思います。

「とくにありません」。本当に？

この悩みを聞いてまず思ったことは、「知識」と「技術」というテーマが大きく、ぼんやりとしているということです。

たとえば、ミーティングで若い勤務医に「何か意見や質問はない？」と聞いて、「とくにありません」と返されることはありませんか。

また、他にいろいろと質問してみても、「不満は？」、「とくにありません」「やりたいことは？」、「とくにありません」というように、返答が"とくにありません"の波状攻撃だった経験もあるのではないでしょうか。

しかし実は、当の若い勤務医も、院長を困らせてやるとか、適当に答えているという意図はなく、質問のテーマが大きすぎて答えられないのでは

ないかと推測します。

指示の範囲が広すぎないか

　指示も同様で、範囲が広すぎると何をすべきか、わからなくなります。

　読者の先生方も、「ちょっと買い物してきて」と言われても、何を買えばよいのかわからないですよね。「コンビニに行ってくれ」と言われたら、コンビニに行けばよいことがわかりますよね。しかし、「コンビニで何かよい物を買ってきて」と言われても、まだ範囲が広いです。

　たとえば、「コンビニで、チョコレートにコーティングされた、ベーゴマくらいの大きさのバニラアイスが6つ赤い箱に入っているのを買ってきて」と言われれば、「ピノを買えばいいんだな」とわかります。

　このような感じで細かく具体的に話していけば、勤務医にもしっかりと伝わります。つまり、大半は「やる気がない」というよりも、「院長の指示や意図が伝わっていない」ことに原因があるのではないでしょうか。

本当に「学ぼうとしない」の？

　さて、勤務医が「知識も技術も未熟なのに学ぼうとしない」のは、本当なのかどうかを考えていきたいと思います。

　まず、質問にある「知識」とは、何の知識なのでしょうか。どの知識をつけさせたいのかを、概念的にではなく、きちんと言語化できているかが指導する側の1つのチェックポイントではないかと思います。

　これは「技術」でも同様です。どのような技術を身につけさせたいのか、そして、なぜそれを身につけてもらいたいのか、その理由も伝わっているのか。このチェックが非常に重要だと考えています。

　とくに新卒の勤務医やスタッフに対して、まずはきちんと伝えることが非常に大切です。マズロー欲求5段階説でいう「安全性の欲求」を満たす

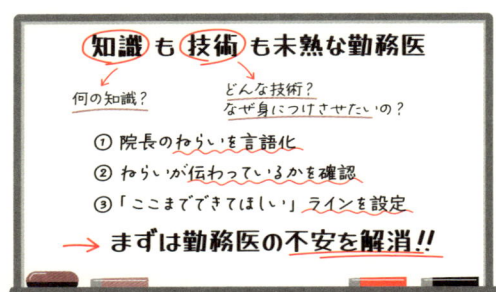

（不安を取る）ことが大切です。そのため、指導にあたっては細かく伝えていくことが基本となります。

たとえば、座学でも「うちの医院では、こういう思いをもって診療していて、こういう知識を学んでほしいんだよね」とか、「みんなでこの知識を身につけましょう」というような、取っ掛かりを作ってもよいでしょう。「うちの医院では、まず○○（技術）を身につけさせたい」と、「なぜ身につけさせたいのか」をセットで伝えて、座学などで最初に、どのようなことから練習していくかを伝えるのが大切なのではないかと思います。

「若手の勤務医が動かない」と院長が感じたときは、「指示や思いが伝わっているか」を、まずは確認することをお勧めします。

「未熟」と「一人前」の定義って？

そして、質問のなかに「未熟なのに」とありましたが、そもそも "一人前" のラインをどこに設定しているのでしょうか。

たとえば、「保険治療で初診の患者さんに対し、しっかりと診査・診断できて、急性症状の処置ができる」など、少なくともこれは達成してほしいという、"一人前" のラインの基準を設定するべきだと思います。

また、「学ぼうとしない」も、指導者側の気持ちとしては理解できます。しかし、あくまでこれは指導者の意見です。意見と事実は違います。

「学ぼうとしない」のではなく、院長の狙いが伝わってない、あるいは "一人前" のラインや達成すべき目標がわからないので、同じことをずっとやらされるのではないかという不安から、積極的に取り組みづらい状態に

陥っているのではないでしょうか。

見える「成長」、見えない「発展」

　また、悩みを抱えている院長に「勤務医の先生やスタッフさんが、普段何を意識しているか知っていますか」と聞くと、「わからない」との答えが返ってくることが多いです。

　能力には「成長」と「発展」があります。「成長」は目に見えるのですが、「発展」は見えにくいものです。ただ、人は必ず見えない努力をしています。見えない努力を称賛して、勤務医のやる気を上げていくのも1つの手ですが、「勤務医なりに見えない努力を絶対している」という視点をもつこと自体が大切だと思います。

　つまり、経営者の気持ちから「見える結果を早く出せ」となりがちですが、何事も「やろう」という意識なしにできるわけはありません。まずは勤務医が何を「やろう」と意識しているかをヒアリングすることをお勧めします。

　「何も意識していません」という勤務医であれば、確かに学ぶ気がないと判断できます。しかし、このような勤務医に「まずはこれをやってみよう」とワークによってファーストステップを提案することで、頭が働き出し、「私は○○をやろうと思います」と自ら意識しはじめることもあります（次頁）。

　この方法は新卒の勤務医に対する方法になるかと思います。研修期間を終了して1、2年経った勤務医については、すでに取り組もうと意識している場合があります。そのため、それらを汲み取って、勤務医のやる気を高めていくのも、1つの手立てだと考えます。

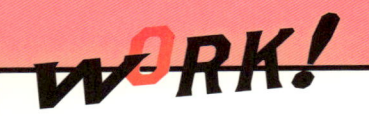

まずはこれをやってみよう分解ワーク

（目安時間：15分、用意するもの：ペン、紙）

1 「まずはこれをやってみよう分解ワーク」は、「やろう」と意識できるようになることと、その意識を盛り立てるワークです。まずこのワークを行う準備として、院長からスタッフに「このような知識（技術）を身につけてほしい」、「このような理由で身につけてほしい」、「いつまでに身につけてほしい」の３点を伝え、目標設定しましょう。最終的な目標をスタッフと共有することが、このワークの活用の鍵です。

2 目標が設定できたら、それに対して現状の自分は10点満点で何点なのかを聞きましょう。スタッフから点数を聞くことができたら、その点数を１点上げるためには何をすべきなのかを確認していきます。行動だけではなく、行動に必要な意識でもよいです。

　このとき、行動・意識を３つ以上設定してもらうのがポイントです。１つだけを設定した場合、その１つがうまくいかないと挫折してしまいがちです。

　このワークのポイントは３つ。①スタッフ自身に点数を答えてもらい、自己評価する、②スタッフ自身にすべき行動・意識を想起してもらう、③スモールステップを踏みながら目標へ近づいていく、です。

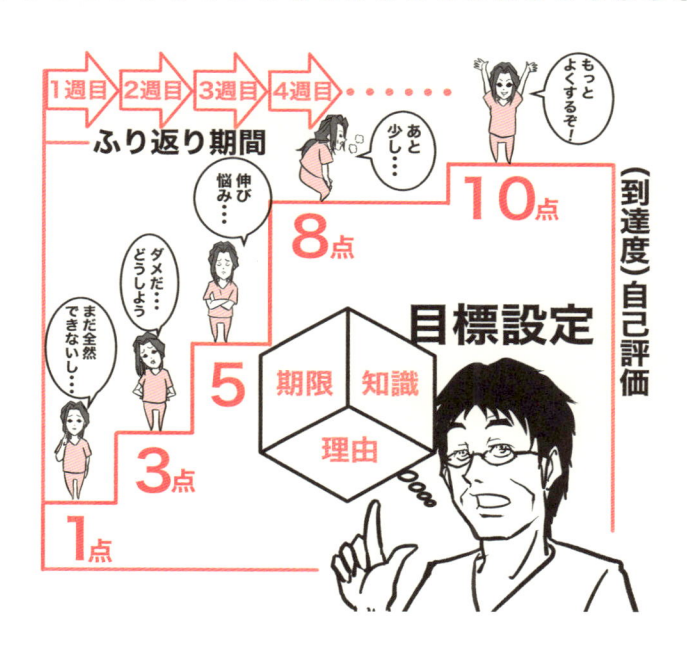

3 目標を設定したあとは、週に1回を目処に、設定した3つの行動・意識は何％くらいできているのか、先週と比べて現在は何点なのかを確認します。

　もしこれで点数が上がっていれば、再び「もう1点」を上げるためには何を行動・意識すべきなのかを再度設定してもらいます。

　これ以降は、目標の設定と確認を繰り返して10点（＝目標の達成）に近づけていきましょう。

ゲスト：松本 崇先生　中村泉輝さん

打たれ弱い若手スタッフへの指導は、どうすればよいでしょうか 02

　普通に指導したつもりでも、指導を受ける側のスタッフがとても落ち込んでしまったり、モチベーションが大きく低下してしまったりと、想像と実際のリアクションとのギャップに頭を悩ませる院長は多いと思います。

　そこで本項では、「打たれ弱い若手スタッフへの指導は、どうすればよいでしょうか」という質問に答えていきたいと思います。

　また、ゲストとして愛知県の「おひさま歯科・こども歯科」の松本 崇先生と、歯科衛生士兼マネージャーの中村泉輝さんをお招きしています。

人はみな「打たれ弱い」？

　よく「打たれ弱い人」といいますが、もともと「人は打たれ弱い」と考えています。したがって、「打っている人」のほうに問題はないのでしょうか。「打つ」どころか、相手の心を「折って」しまってはいませんか。松本先生は、かつて小中高生の学習塾で講師をなさっていましたが、「打たれ弱いな」と感じた生徒の特徴として以前、内向的だったり、承認された経験が少ない生徒に多かったと言っていましたね。

　その一方で、打たれ弱いスタッフに合わせすぎても、医院の売り上げや新患数が落ちることがあります。ですから、打たれ弱いスタッフに合わせ続けていては、組織全体の成長が望めません。

「心が折れる」って？

それでは、「心が折れる」とはどのような原因で起きるのでしょうか。組織への「貢献感」と自分自身の「成長感」が感じられないと、人の心は折れてしまいます。したがって、「この人は打たれ弱いな」ではなく、「この人は成長と貢献を体験できていないんだな」と捉えるとよいでしょう。

誰しも、入社時はやる気があったはずです。それにもかかわらず、心が折れてしまっているということは、勤めるうちにどこかで「貢献感」と「成長感」を失ってしまったと考えられます。

メンタルの残高

「成長感」はみなさんもよく使っているので、「成長感がない」状態もわかりやすいと思います。それでは、「貢献感がない」とはどのような状態なのでしょうか。

これは「（自分の）ポジションがない」状態といえるでしょう。ポジションがなく成長もできなければ、脱出（退職・転職）に考えがシフトしていくことは、想像に難くないでしょう。

私は「メンタルの残高」と呼んでいますが、高給であったり、休日が多かったりしても、メンタルの残高に余裕がなければ仕事を続けていくのは難しいでしょうし、貢献感と成長感はメンタルの残高を増やし、心を豊かにしてくれるものといえます。

打たれ弱いスタッフとは？

貢献感 と 成長感 がない
⇒心が折れてしまう

① 過去と比べての成長と医院への貢献を分析
② 本人への声かけ⇒成長と貢献を実感してもらう

予防型の歯科医院を目指すなら

近年、う蝕罹患者数は減少し、治療主体から予防をメインにした歯科医院が増えていますが、ここでの話題にも関連してきます。

予防型の歯科医院は地域の患者さんが定期的に何年も継続して訪れるので、うまくいくかどうかはスタッフに長く勤めてもらうことがキーポイントになります。スタッフが長く勤めていない、ましてや来院のたびにスタッフが変わっている歯科医院では、良質なメインテナンスを継続していくのは難しいでしょう。

したがって、スタッフファーストが患者ファーストにも繋がる時代が訪れつつあるといえます。そうした時代の変わり目のなかで、「いやいや、うちのスタッフが打たれ弱くて」と院長が語っているのを聞くと、「心を折ってる声かけをしていませんか」と心配になります。

NG な声かけ

本項のワークは「声かけ」が1つのステップとして含まれているのですが、まずは私の失敗談、つまり打たれ弱いスタッフに行ってしまった、NG な声かけを紹介します。

この声かけの大きな特徴は「周りと比較する」ことです。「ほかの若手と比べてお前は……」みたいな感じです。まず、周りと比較した時点で、スタッフは貢献感や成長感を得られないですよね。

とはいえ、このような声かけをしてしまう院長の気持ちもわかります。スタッフが発奮してやる気を出すと思っているのです。しかし実は、そこに大きなギャップがあります。小さいころから不況や将来の不安などに触れて育ってきたZ世代は、「バリバリ働けば収入が上がる」とは思っておらず、「自分は何ができるのだろう」と自分自身の存在価値を求める傾向

にあります。そのため、このような声かけで発奮することはほとんどないでしょう。

逆に、「あなたはここができているよ」、「あなたはこの部分で歯科医院に貢献できているよ」と伝えることで、Z世代に"刺さる"声かけとなるでしょう。

◉

ここまで、打たれ弱いスタッフへの指導について語ってきましたが、松本先生、中村さん、いかがでしたでしょうか。

私がよく思うのは、「過去の出来事は何をしても変わらない」ということです。「なんでできなかったんだよ。お前が悪いじゃないか」と過去を責め続けるのはとても無益だと思います。とはいえ、感情が強く出てしまうときがあり、そのコントロールも少しずつできるようになってきましたが、まだまだ勉強中です。とくにZ世代は将来の院長の右腕になる人たちですので、声のかけ方をマスターして、よい人材を育成していきたいですね。

松本崇

以前、ミスを院長に報告して対応を説明したところ、まずは報告を受け止めてくれて、対応については「OK。それでいこう」と賛成してくれました。実は報告したときはドキドキしていたのですが、「どうして?」、「なんで?」という言葉がなくてホッとしたのを覚えています。誰かのせいにするのではなく、院内の仕組みの改善で解決できるのではないかと思っていて、後輩がミスしたときも、仕組みに焦点をあてて一緒に考えるようにしたいと思いました。

中村泉輝

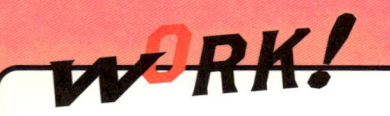

成長 & 貢献確認ワーク

（目安時間：10分、用意するもの：ペン、紙もしくは付箋

1 「成長 & 貢献確認ワーク」は、スタッフの過去と現在を比べて、成長できていることや歯科医院に貢献していることを確認し、本人に伝えることで、成長と貢献を実感してもらうワークです。

2 紙にスタッフの名前を書いて、院長またはチーフの歯科衛生士や先輩など、それぞれの視点から「●●さんは過去と比べて、△△ができているな」と思うことを書き出してみましょう。

　書き出したら、その項目をもとに本人に声かけをしてみましょう。たとえば、「△△ができるようになっていると思うけど、何か意識したの？」というような質問です。

　ここでのポイントは2つあります。まず「△△ができている」と本人の成長を認めていることを伝える点、そして、その成長が歯科医院に貢献していることを伝える点です。

　また、本人も意識していることを院長に伝えることで、今後もその意識を継続することになり、さらなる成長に繋がります。

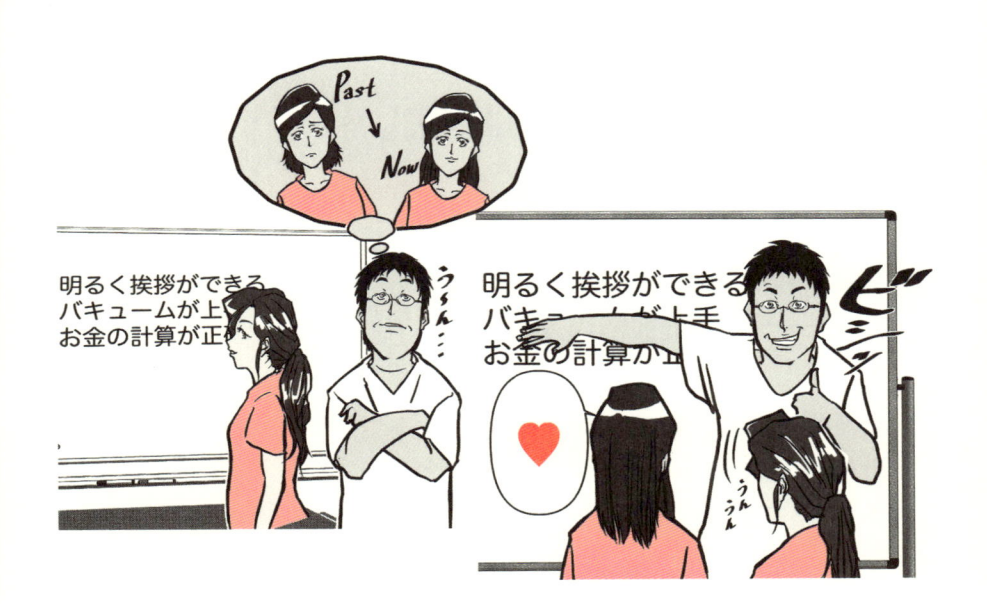

3 なお、「何も意識していないです」という答えが返ってきた場合は、「本人の『当たり前』のレベルが上がっている」と捉え、「私は△△が成長している（歯科医院に貢献できている）と思うよ。また、明日もよろしくね」というように、院長が実感している本人の成長がみられる点を伝えるとよいでしょう。

ゲスト：松本 崇先生　中村泉輝さん

スタッフにセミナーを 受けさせても 成長がみられない…… 03

　スタッフ教育に力を入れてセミナーを積極的に受講させたり、歯科医院で補助制度を設けて受講を推奨しているものの、期待よりもスタッフの成長がみられず、お悩みの院長も多いのではないでしょうか。

　そこで本項では、「スタッフにセミナーを受けさせても成長がみられない……」というお悩みに答えていきたいと思います。

　前項に引き続き、ゲストとして愛知県の「おひさま歯科・こども歯科」の松本崇先生と、歯科衛生士兼マネージャーの中村泉輝さんをお招きしています。

成長を感じるには？

　まず、何をもって「セミナーを受けた後に成長を感じるのか」を考えると、「気づきを得る」と「知識を得る」が挙げられます。たとえば、院長は気づきを得てほしいと思ってセミナーを受けさせているけれども、スタッフは知識を得て成長を感じているというような認識にズレがある場合、院長の視点に立つと「成長がみられない……」となってしまうのではないでしょうか。

院長のホンネ

　読者のみなさんも含めて、院長（経営者）としては、セミナーを受講し

たスタッフが気づきを得て、何かをアウトプットしてほしいと期待しているはずです。「せっかくセミナーの受講料を出しているんだから、何かちょっと気づきがあって、行動を起こして

アウトプットしてほしいね……」と、言葉に出さずとも心のなかではひそかに願っている院長も多いと思います。

　ただし、必ずしも当のスタッフに成長する意欲がないわけではなく、とくに若いスタッフの場合は院長の思いに気づかずに知識を得ることに集中してしまい、さらに、それが評価されると思ってしまっている場合もあります。

セミナーの目的を伝えよう

　したがって、院長とスタッフの間でセミナー受講の目的意識にギャップがあると、院長は「お金を出してセミナーを受けさせたのに成果がない」、スタッフは「勉強をがんばったのに評価されない」と、お互いにマイナスの感情を抱いてしまうミスマッチが発生します。

　それを防ぐためには、院長がセミナー受講の目的をスタッフに伝えているかどうかを見直してください。たとえば、「知識を得るのもよいが、自分なりに何かに気づいて、1％、一歩でも新たな取り組みができるようになること（アウトプット）を期待している」と、セミナーに行かせるそもそもの理由・目的をスタッフに伝えたほうがよいでしょう。そして、セミナー受講後の院内勉強会で5〜10分のプレゼンテーションを行い、得た学びをスタッフ全員で共有することを事前に伝えてみてはどうでしょう。

人を動かす「Why」

人間が「行動に移そう」と思うのは「なぜ（Why）」だといわれています。言い換えれば、「腑に落ちないことはしない」とも表せるでしょう。つまり、「どのような（How）セミナーで、何（What）を学ぶのか」ではなく、「なぜ（Why）学ぶのか」を伝えることが大切で、院長はそれを伝えているかどうかを意識してください。

これは評価基準などと同じで、「こういう理由でセミナーを受けてもらうから、今後は●●が身についているかどうかを見るよ」や「こういう気づき・行動（アウトプット）があると、歯科医院としてはとてもうれしいよ」など、簡単でよいので、スタート（セミナーを受講してほしい理由）とゴール（「成長した」と確認できるアウトプット）を伝えてください。

まず院長より始めよ

そもそも、院長やチーフの歯科衛生士など、「若手スタッフにセミナーを受講させよう」と考えているみなさんは、「なぜ俺（私）がそのセミナーに行かせたいのか」の理由を複数挙げられるでしょうか。ここで、「セミナーを受けさせても成長がみられない……」と思ったときにお勧めのプチワークを以下に紹介します。

まず、「なぜ、あなたは若手スタッフにセミナーを受講してほしいのですか」、もしくは「なぜ、そのセミナーを受講させたいのですか」という問いへの回答を可能なかぎり書き出してください。少なくとも５つほど書き出せなければ、そのセミナーを受講させる必要性は薄いと考えます。

ただなんとなく「行ってこい」といわれ、目的もはっきりとしないままセミナーを受講させられるのは、スタッフ当人にとってもきついでしょう。

もちろん、理由を多く書き出せれば、スタッフにセミナーを受講させる

際に伝えるべき「なぜ（Why)」がはっきりしますし、もしあまり書き出せなければ、「このセミナーは受けさせる必要がないのではないか」と、教育内容を見直すきっかけにもなります。

　まず、スタッフにセミナーを受けさせる前に、「なぜ受けさせるのか」を院長（チーフの歯科衛生士）自身が見つめ直すことが、スタッフの効率的な成長に繋がるでしょう。

◉

　ここまで、「スタッフがセミナーを受講して成長するには」をテーマに語ってきましたが、松本先生、中村さん、いかがでしたか。

> 　今回のワークは本当に目からウロコで、伝達力、人に伝えるということは、実はシンプルなんだと気づけました。やはり私だけでなく、読者のみなさんがいかに行動に移せるかだと思います。「よかったね、いい話だったね」でセミナーを終わるのはもったいないです。明日からスタッフたちに１つでも行動に移してもらえるようなかかわりを意識したいです。それが「貢献感」や「成長感」といった、前項の内容にも繋がっていくと感じました。

松本 崇

> 　同僚のスタッフの「このセミナーってなんで受けるんだろう」という言葉を疑問に思ったことがあったのですが、「そのスタッフは、セミナーで知識を得ようと考えていたんだな」と理解できました。また、私もセミナー受講後にスタッフにプレゼンテーションする資料を作っていますが、本項のワークにプラスして、自分の「この行動に移していきたい」という具体的な意志も加えていくと、よりよいものになると思いましたので、アレンジしながら資料作りをしていきたいです。とても勉強になりました。

中村泉輝

chapter 1

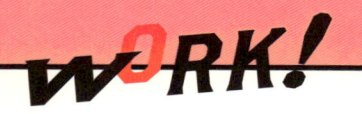

何をしてほしいの？　ワーク

（目安時間：10分、用意するもの：ペン、紙もしくは付箋）

1 「何をしてほしいの？ワーク」は、フレームワークに沿った かたちでメモを取ってもらい、それをまとめることで、ア ウトプットに繋がる気づきや疑問、1％でもやろうと思った ことを挙げていくワークです。

2 紙に「セミナー（勉強会）のタイトル」と「なぜセミナー を受講するのか」を記入してもらいます。なお、後者は院 長からスタッフに伝えましょう。また、セミナー受講料も 記入し、「この受講料に見合う成長を院長が期待している」とスタッフ に意識してもらうとよいでしょう。

　セミナー受講後は受講中に書き留めたメモから、①気づきや疑問、 1％でもやろうと思ったことを書き出し、②自分なりのポイントを3つ 挙げてもらいます。さらに、そこから総括して、③どのようなセミナ ーだったのかをまとめてもらいます。

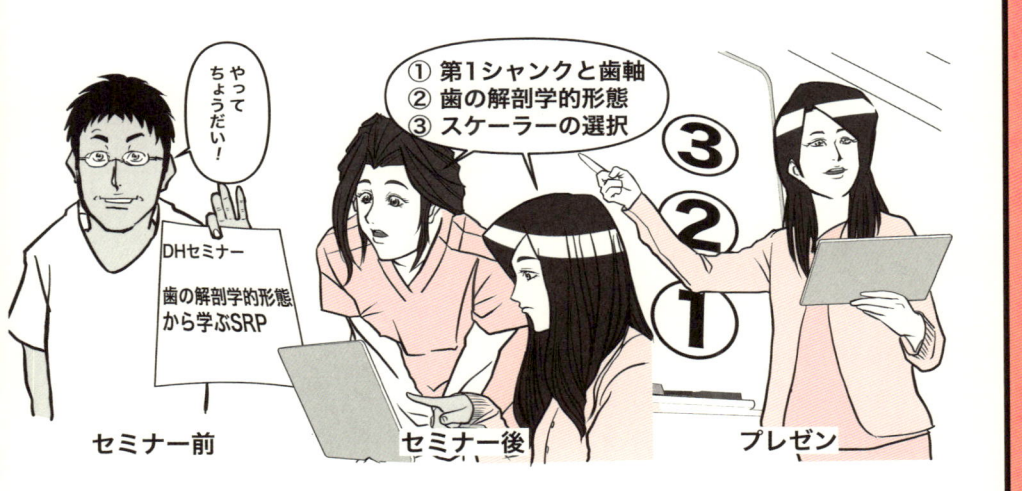

3
このワークは、セミナー受講後のプレゼンテーションでも役立ちます。プレゼンテーションを行う際は上記とは反対の流れ、つまり③→②→①の順で発表していきます。こうすることで、まず結論から述べ、詳細を説明する、わかりやすいプレゼンテーションができます。このワークに沿ってメモをまとめることで、スタッフへのプレゼンテーションの台本も同時にでき、効率的にセミナーの内容をインプット／アウトプットできます。

ゲスト：髙松朋矢先生

モチベーションの低い
歯科助手への対応を
教えてください
04

　歯科助手は、歯科衛生士と同じく、歯科医師よりも患者さんと接する機会が多いスタッフです。とくに、患者さんが長期間継続して来院する予防型の歯科医院では、歯科助手にモチベーション高く業務にあたってもらうことで、歯科医師には言いづらい患者さんの悩みを聞き出せるなどのメリットがあります。その一方で、モチベーションの低下は退職に繋がり、歯科医院にとっても大きな痛手となります。

　そこで本項では、「モチベーションの低い歯科助手への対応を教えてください」というお悩みに答えたいと思います。

　また、ゲストに神奈川県の「高松歯科医院」の高松朋矢先生をお招きしています。先生は「どうしても人のモチベーションには波がある」とおっしゃっていましたが、まずはモチベーションとは何かを考えてみましょう。

そもそも「モチベーション」って？

　「モチベーション」という言葉の成り立ちは、「モーティブ（動機）」と「アクション（行動）」といわれていて、つまり「目標を目指した行動」のことです。やる気に頼るというよりは、「波があるなかでもプロとして一定の基準を超えよう」という、淡々とした目標の設定が重要だと考えています。

やる気にならないのはなぜ？

逆に「目標を目指して行動する気にならない」状態についても考えてみましょう。院長が目標を掲げても、スタッフから「そもそも私たちの成長や陰の努力を見ていないですよね」と思われている状態では、スタッフがやる気にならないのは、想像に難くないと思います。実は、この「見ている感」がポイントになります。

「見ている感」を出そう

スタッフのモチベーションを上げていくにあたり、「見ている感」は下地となります。そして、「見ている感」を作り出すキーポイントは、院長がスタッフの"味"を知っているかどうかです。

「人間味」や「持ち味」という言葉がありますが、とくに診療以外の部分はスタッフの"味"、つまりパーソナリティが出ます。院長は、まずスタッフのパーソナリティを把握できているかどうかを振り返ってみましょう。

もちろん、診療ではスタッフの"味"を発揮するよりも、患者さんの抱える問題を治すことがプロとして第一に求められますので、「君は●●が足りていないからがんばろう」との叱咤激励が必要です。

しかし、診療以外はスタッフの"味"が発揮されやすい場面です。そこで"味"を知り、認めることで、スタッフも「私のことを1人の人間として見てくれている」と実感してくれて、「見ている感」が生まれます。

歯科助手のモチベーションが低い…

モチベーション ⇒ 動機 + 行動
⇒ 目標を目指した行動

① 「見ている感」がモチベーションを上げる下地
② スタッフの「グッジョブ」を見つけよう

スタッフの「グッジョブ」を見つけよう

読者の先生方も考えてほしいのですが、スタッフの「グッジョブ」を挙げられるでしょうか。ゲストの髙松先生にも質問してみましたが、すぐに「グッジョブ」を挙げられていましたので、つねにスタッフを見て、コミュニケーションをとっているなと実感しました。

また、髙松先生は受付スタッフに「つねに患者さんに寄り添った味方であってほしい」と伝えていて、受付スタッフ本人も会計時に声かけをしたり、抜歯後の患者さんに「大丈夫でしたか？」と親身に聞いてくれたりするので、助かっているともおっしゃっていました。院長が「こうしてほしい」という理想をしっかりと伝えていて、スタッフがそれに沿った対応をできているという関係性も素晴らしいですが、「助かっている」、「うれしい」とプラスの感情も併せてスタッフに伝えているのも、非常に素敵だと思います。

まずは存在承認から

読者のなかには、「髙松先生はしっかりスタッフに意識を向けているからできるけど、自分には難しいよ」と思う先生もいるかもしれません。もちろん、開業直後は非常に忙しいですし、なかなか余裕もないという気持ちもわかります。そこで、そのような先生は、まず"存在承認"を始めることからお勧めします。スタッフに「今日も来てくれてありがとう」と一言声をかけるだけでも違います。

本書の各項目の内容にも通じますが、「昨日よりもいい感じになっているね」、「何を意識しているのかな」などと声をかけて「成長」と「発展」をしっかりと見てあげることが重要です。運動後のストレッチのように簡単でよいので、スタッフのアクションの後にフィードバックをしましょう。

なお、存在承認せずにモチベーションを上げることは、100%無理といっ

てよいでしょう。褒められる側が「見てほしい」と思うことは、むしろ見えない努力であることのほうが多いのです。それをしっかりと認めていけるかが、モチベーションアップの大きな秘訣です。これは「上手に磨けていますね」と普段のプラークコントロールを認め、褒めてあげると患者さんがやる気を出すのと同じです。

モチベーションは急に上がらない

そもそも、モチベーションはいきなり上がるものではありません。まずは、モチベーションを下げている要因を除去していくことから始めてください。そして、スタッフの心のなかに「見ている感」という下地を整えていきましょう。実は、この下地を整えるまでが山場で、後は目標を設定していくだけなので、本項のワークを参考に設定してみましょう。

◉

ここまで、モチベーションの低い歯科助手への対応について考えてきましたが、髙松先生、いかがでしたでしょうか。

> 「見てくれている」というのが重要だということはすごく感じていて、頑張っている姿を見てもらえないのは、本人もつらいですよね。「見ているよ」と表現して、スタッフに伝える重要性を感じています。角先生もおっしゃっていましたが、患者さんも同じですよね。歯間ブラシなどでしっかりケアやプラークコントロールをしているのに誰も見ていないとか、前はプラークが残っていたところが取れるようになっていて、頑張っているのに何も言われなかったら、本人の立場になれば残念というか、モチベーションも全然上がらないと思います。院長としては勇気のいることだと思いますが、スタッフが本当に頑張っているところはつねに見てあげて、伝えていきたいと思います。また、伝え方も工夫が必要なのかなと思いました。

髙松朋矢

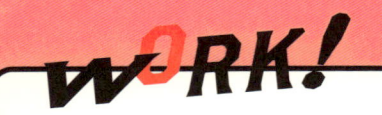

過去→現在→ベネフィットワーク

（目安時間：10分、用意するもの：ペン、紙もしくは付箋）

1　「過去→現在→ベネフィットワーク」は、1年後に達成したい大きな目標を立て、その目標を目指していくための「明日からできる一歩」をスタッフと一緒に見つけるためのワークです。

2　まずは、1年後の目標を設定しましょう。目標の設定にあたり、「気持ちよく診療できる」や「ストレスなく診療できる」など、「1年後にどのような感情で診療していきたいか」を想定することから始めるのをお勧めします。その後、そのためには何を達成する必要があるかを検討し、目標として設定します。

　たとえば、1年後に気持ちよく診療できるようになりたい→それには●●のスキルを身につける必要がある→「1年後に●●を身につける」を目標に設定するという流れです。

　1年後の目標を設定したら、6ヵ月後、3ヵ月後と、目標を達成するためには何ができていればよいかを逆算して考えます。3ヵ月後まで逆算できたら、そこから「明日からできること」を3つ設定し、スタッフに取り組んでもらいましょう。

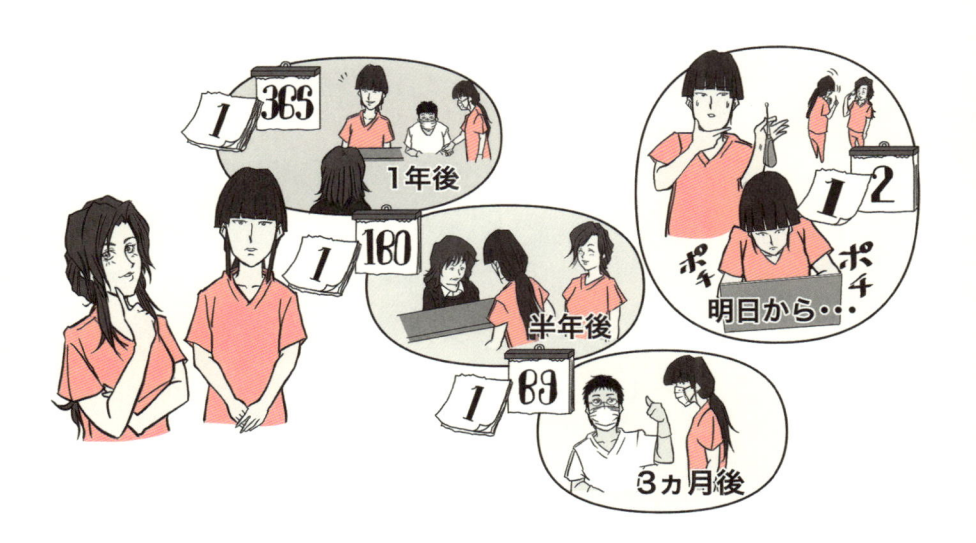

3 | 本ワークは、目標を目指した行動（＝モチベーション）の足がかりを見つけるものなので、「明日からできること」が設定できたら、「6ヵ月後（3ヵ月後）に何ができていればよいか」は気にしなくても構いません。むしろ、気にしすぎると査定のようになってしまいますので注意しましょう。その後、定期的に「どうだった？」と振り返り、効果があったものについては継続し、あまり効果がなかったものは改善点をディスカッションしてみましょう。

ゲスト：髙松朋矢先生

報・連・相のできる
スタッフを育てたいです

05

　歯科医院のみならず、社会人の基本である"報告、連絡、相談"。いわゆる「報・連・相」ですが、実は私自身も以前はできていなかったと反省しています。本項では、そのような「できていなかった」人の視点から解説したいと思います。

　前項に引き続き、ゲストとして神奈川県の「髙松歯科医院」の髙松朋矢先生をお招きしています。

面倒くさい！

　まず、私が若いころに抱いていた報・連・相へのイメージは「面倒くさい！」でした。「報・連・相しろ」と言われて「それって結局は仕事が増えるだけじゃん！」と思っていました。読者のみなさんのなかにも、同じ思いを抱いていた人がいるのではないでしょうか。そこで、「なぜ、報・連・相をするのか」について考えていきます。

報・連・相はメリットがない？

　報・連・相を「させられている」側であるスタッフから見ると、報・連・相をすることが上司からの締めつけや監視に感じられてしまい、現場にはメリットがないと受け止められ、うまく回らなくなります。したがって、ま

ずはスタッフに報・連・相のメリットを伝えることが必要です。

報・連・相ができないと……

　では、報・連・相ができないとどのようなデメリットがあるかを考えてみましょう。たとえば、経営者（院長）側から見ると、チーフが報・連・相を行わないと、現場への適切な指示が出せなくなります。現場の不安感や「何か嫌な空気や雰囲気が漂っているな」という状態は、たいていが「適切な指示が伝わっていない」ことが原因です。報・連・相によるコミュニケーションや情報の伝達は、組織の血流といってもよいでしょう。

報・連・相のメリット

　続いて、報・連・相ができているときのメリットを考えてみましょう。これは先ほどと逆ですね。スタッフは何を提案すればよいかわかりやすいし、院長の指示もしっかり通りやすくなるので、お互いに安心できます。そして、雑務も減ります。「それならば、しっかりと伝えたほうがよくない？」、「気持ちよく仕事できるよね」と伝えます。スタッフが報・連・相を回すには、まず「君たちにとっても利益があることだ」と伝えることをお勧めします。

" 報告 " は何のため？

　さらに分解して、なぜ「報告」を行うのかを考えてみましょう。これは、「ミスをしないため」です。これは私自身の肌感覚での話になるのですが、院長に報告を上げない人は、現状が芳しくないなどのさまざまな理由から「正直に報告したら怒られる」と思っていることが多いです。しかし、あくまでミスしないための報告であって、むしろ、報告しないほうが怒られます（＝悪い）。私はスタッフに「中間報告こそが大事だよ」と伝えています。

報・連・相のできるスタッフを育てたい

①報告→ミスをしないため
②連絡→組織の方針とずれないようにするため
③相談→一人で抱え込まないため
⇒スタッフにとっての
　報・連・相のメリットを伝えよう

" 連絡 " は何のため？

それでは続いて、なぜ「連絡」を行うのかを説明します。これは、「組織の方針とずれないようにするため」です。スタッフが一生懸命に努力しても、その方向が組織の方針とずれてしまうと無駄な頑張りになってしまいます。本人は「一生懸命頑張っている」と思う一方で、院長は「俺が言っていることと、君がやっていること、違わない？」と思っている。これほどお互いに不幸なことはありません。このようなずれが生じないようにしっかりと連絡を行う必要があるのです。

" 相談 " は何のため？

最後に「相談」ですが、働いていくなかでいろいろなストレスや悩みが生じることもあると思いますので、「抱え込まないため」が大きな目的です。どちらかというと、スタッフを守る役割があるのではないかと思います。個人的には、「相談は査定の場ではない」とスタッフに伝えて、相談しやすい雰囲気を作るよう心がけています。

To Feel で聞こう！

また、スタッフからの報告が上がりやすくなるためのコツですが、To Feel（どんな感じ？）と聞くことをお勧めします。とくに新人スタッフに効果的です。また、スタッフが報告を上げる前に、「どう？　さっきのできた？」と聞いてしまうと、それはできたか否かを迫るような威圧になってしまいます。そうすると、ミスが隠蔽されがちになります。To Feel で聞くとミスが隠蔽されなくなることで迅速対応が図れますので、患者さんか

らのクレームも減ります。To Do（できた？）ではなく、To Feel（どんな感じ？）で聞いてみましょう。

報・連・相はお互いに「伝える」こと

高松先生は「どんなことでも伝えてね」と、頻繁にスタッフにお願いしているとのことでしたが、院長とスタッフのコミュニケーションが密に行われ、報・連・相がうまく機能していて素晴らしいと思いました。まさしく報・連・相は、お互いに伝えることなのです。「報告」は"スタッフから院長へ"、「連絡」は"院長からスタッフへ"、「相談」は"院長とスタッフがお互いに"です。この3パターンを使いこなし、風通しのよい医院を目指していきましょう。

◉

本項では、「報・連・相のできるスタッフを育てるには」をテーマに語ってきましたが、高松先生、いかがでしたか。

私自身も、報・連・相の意味をスタッフにもう少し深く話したほうがよいと思いました。メリットがないと動かないのは、人間誰しもそうなりがちです。いままでは私のメリットをスタッフに伝えるだけでしたが、スタッフみんなにとってのメリットも大事です。私のメリットは報告が上がることでスムーズに診療できたり、自分が気になっていることを解決できることですが、スタッフ間での問題が報・連・相によって解決できたり、みんなが気持ちよく診療できるなどのメリットもあると思います。そこをもう少し深く話して気づいてもらい、院内で報・連・相がうまく回るようになっていくとよいなと思いました。

高松朋矢

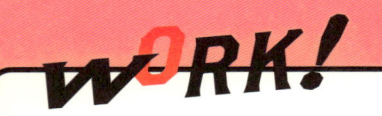

ホウレンソウ収穫表ワーク

（目安時間：10分、用意するもの：ペン、紙もしくは付箋）

1 　「ホウレンソウ収穫表ワーク」は、「報告」「連絡」「相談」という、報・連・相の各ステップを確実に行い、それぞれのステップごとの目的を効果的に達成するためのワークです。

2 　「報告」は、To Feel（どんな感じ？）で聞いて引き出しましょう。報告を整理し、よかったことは「継続・ルール化」、いまひとつだったことは「無駄・改善点の発見」、新しく思いついたことは「アイデア」として業務に役立てましょう。

　「連絡」では、スタッフにメモをとりつつ気づきや疑問を書き出してもらったり、「１％でもやってみよう」と思ったことを申告してもらい、歯科医院の方針と合致しているかを確認します。

　「相談」は、スタッフが抱え込まないことが目的となりますので、１週間に一度「モヤモヤすること」や「悔しいこと」を聞いてみましょう。それは「向上心の裏返し」であることを伝え、そこから１％でもよくなるには何をすればよいと思うか、聞いてみましょう。

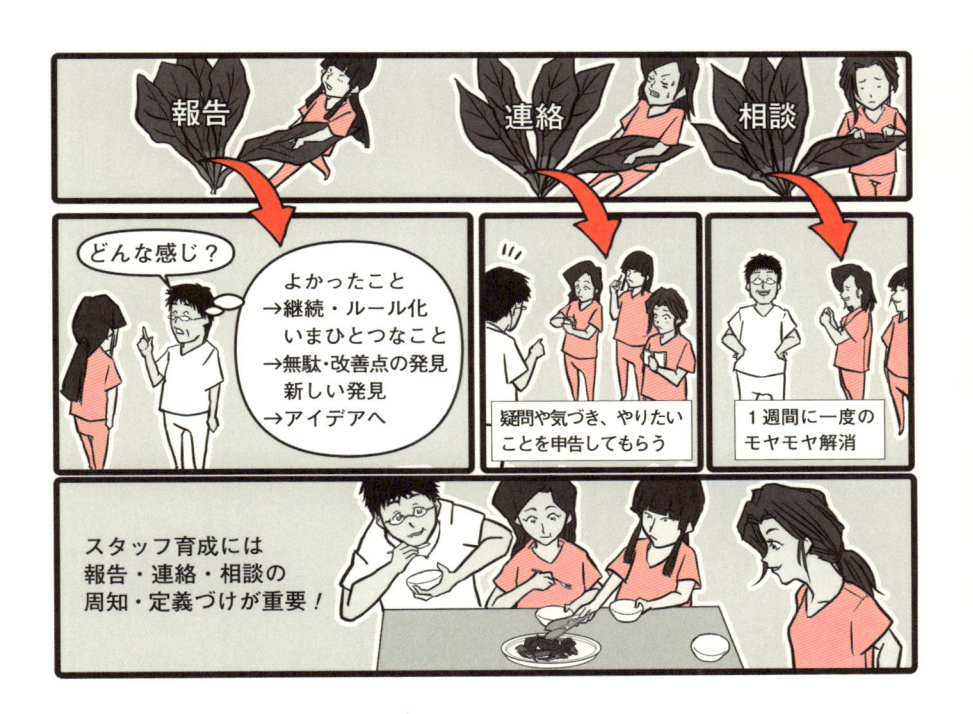

3 報・連・相のできるスタッフを育成していくには、「報告」「連絡」「相談」の目的の周知と定義づけが大前提です。また、報・連・相の方法をフォーマット化することで、スタッフが新たな報・連・相のできるスタッフを育てる循環が生まれます。

ゲスト：馬場正和先生

人事評価の導入で成長を促すことはできるでしょうか

06

　スタッフの働きを正当に評価して成長を促すためには、「人事評価」が有効です。しかし、評価基準が曖昧な歯科医院も多いのではないでしょうか。

　本項では、石川県の「馬場歯科医院」の馬場正和先生をゲストにお迎えしています。馬場先生のお考えを掘り下げながら、人事評価を導入する方法をお伝えしたいと思います。

人事評価とメンタルの残高

　人事評価とは、人をどのような物差しで測っているかという価値観です。それが明確でないと、評価される側の「メンタルの残高」が無駄に減ってしまうと思います。

　たとえば、スポーツの監督は、「こういう選手がほしい」や「うちのチームではこういう部分を見るよ」といった評価を行います。そこが不明瞭だと、選手は練習がしづらいはずです。野球だったら「繋ぐ野球」や「足を使う野球」など、監督がどのようなチームを目指すのか、どのような選手をレギュラーに起用するかをはっきりとさせなければなりません。

　歯科医院でも、それと近しいことが起きていると思います。たとえば、「こういうスタッフはとくに出世させたい」という院長もいるのではないでしょうか。馬場先生は、医院見学に来た学生に「この歯科医院ではどのよ

うなスタッフが評価されるんですか？」と聞かれたら、どう答えますか。

馬場正和

「みんなとしっかり寄り添い、意見を拾って、きちんと愛情をもって伝えられる人や、かかわれる人」と答えますね。

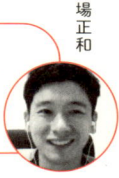

院長独自の「こだわり」を伝える

「寄り添い」という単語が重要であれば、しっかりと伝えなければなりません。そうしないと、「診療はできるけど、診療以外のところは気が利かないよね」のような漠然とした評価になってしまいます。人事評価の基準がはっきりしないと、マズローの欲求5段階説でいう「安全の欲求」が満たされず、不安な状態であるために成長する気が起きにくいのです。

人事評価の導入にあたっては、院長独自の「こだわり」を伝えることが大切です。馬場先生の場合、診療に加えて「寄り添い」ができる人を高く評価することをきちんと伝えるとよいでしょう。そのためにも、自院が考える「寄り添い」とはどのようなことを指すのかも説明してあげないと、アンフェアになってしまう場合があります。人事評価の基準を細かく設定することで、「どう頑張ればよいかわからない」というスタッフの悩みを解消できます。

歯科医院に欠かせない3つの要素

歯科医院にとって、きちんと診療できなければならないのは当然ですが、それに加えてスタッフが歯科医院の哲学を理解し、職場がよい雰囲気であることも重要です。これら3つの要素を満遍なく人事評価に取り入れるために、院長がどのような基準で評価するかを細かく設定してスタッフに伝えることが大切です。よい診療や、よい職場の雰囲気とはどのようなものか、

人事評価で成長を促したい

長く勤めるスタッフは院長の「こだわり」を理解できているが、新人スタッフには伝わっていない……

⬇

曖昧な評価基準を**分解**して、何をしてほしいのか、**具体的**に伝えよう！

歯科医院がどのような哲学をもっているのか、「言わなくてもわかるでしょ」では通じません。

　この傾向は、スタッフが増えるにつれて顕著になるでしょう。長く勤めているスタッフには伝わっていても、新しく入ったスタッフはそれを理解できず、「古参のスタッフをえこひいきしている」と感じてしまうかもしれません。これでは安全の欲求が満たされず、職場の雰囲気も悪くなるばかりか、成長意欲も失われてしまいます。

評価基準を分解する

　ここからは、馬場先生のこだわりである「寄り添い」をワークに沿って分解してみましょう。馬場先生の場合、とくにスタッフに対する寄り添いをより重視しているとのことです。

　しかし、新人スタッフが自分なりの寄り添いを心がけているつもりでも、歯科医院の方針からはずれているかもしれません。そこで、スタッフ間の寄り添いとは具体的にどのようなことか、3つの具体例を挙げてみましょう。

　馬場先生は、「①他の人が悩んだり壁にぶつかったりしたとき、受け止めて一緒に考えて進むこと」、「②他の人の存在をきちんと承認すること」、「③ともに歩んで行けること」を挙げてくれました。なかでも①を最も大切にしているそうです。

　さらに、①に対して具体的にどのようなことを行うのか、行おうとしているのか、3つの具体例を挙げてみましょう。馬場先生は、「①愛情をもって接する」、「②声かけ」、「③スタッフとのかかわり」を挙げてくれました。なかでも、①が最も重要と考えているそうです。

このワークを通じて考えたいのは、「寄り添っていない、寄り添う気がない」スタッフはいないということです。しかし、寄り添うことの捉え方が自分と他の人で異なる場合もあるため、院長がその基準をはっきりと示さないと、結果として評価にムラが出てしまうのです。それはスタッフにとって不公平と捉えられてしまうこともあり、不公平感がある評価のもとでは成長は望めないでしょう。「練習しても意味があるのかな」と1人でも考えてしまうと、その空気が歯科医院全体に拡がってしまうかもしれません。

　院長の想いやこだわりを小さく分解して、具体的なイメージが膨らみやすくなるように表現することで、評価の基準が明確になってスタッフの不公平感が減ります。それにより、成長しやすい土壌ができると考えています。

◉

　馬場先生、ワークを通じて何か気づいたことなどがあれば、一言お願いします。

　評価基準について分解して考えることで、何が足りないのか、これから成長するためにどうすればよいのかが明確になりました。人事評価を堅苦しく捉えず、自分が何を大切にしているのか、これからどうしたいかを分解して考えることの重要性に気づけたと思います。

馬場正和

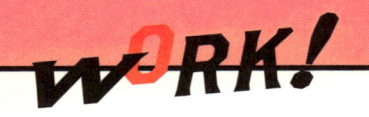

評価基準を分解してみようワーク

（目安時間：10分、用意するもの：ペン、紙もしくは付箋）

1 「評価基準を分解してみようワーク」は、院長が歯科医院のスタッフに求める「こだわり」を分解するためのワークです。曖昧な評価基準を分解して具体的に伝え、スタッフ間の不公平感を取り除いて、「安全の欲求」を満たすことで、さらなる成長に導けます。

2 院長が考えるこだわりを、３つの具体例として挙げてみましょう。たとえば「寄り添い」の場合、寄り添う相手は患者さんかスタッフか、どのような場面で寄り添ってほしいのかを挙げながら、そのなかで最も重視しているものは何かを考えましょう。

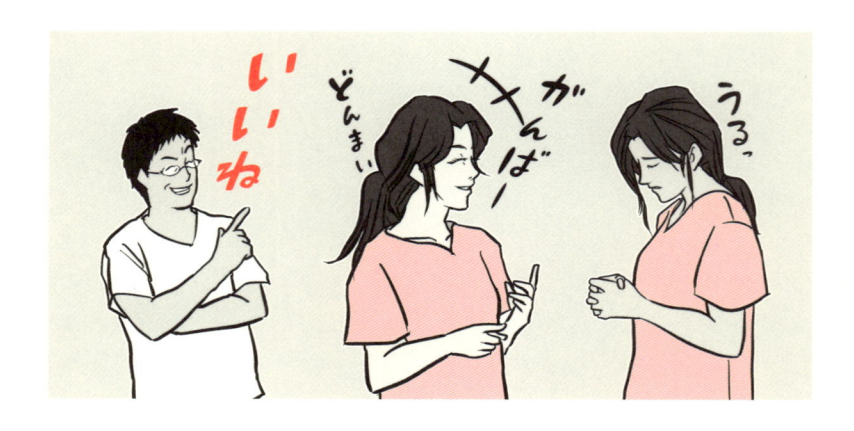

3 最も重視している評価基準があきらかになったら、それを満たすためにはどのような行動が必要か、3つの具体例を挙げてみましょう。

　たとえば、チーフ歯科衛生士が新人スタッフの話を受け止めて向き合っていたら、新人スタッフにはそうした姿勢がこの歯科医院では評価されることを伝え、「寄り添いを行うために何をすればよいのか、考えてみよう」などの問いかけに繋げられます。

　寄り添いを行ううえでは、声かけが必要かもしれません。しかし、仕事中は雑談してはならないと学校で教えられてきた新人スタッフは、まさか声かけが評価されるとは思っていないでしょう。院長から声かけが評価対象になると具体的に伝えられることで、その認識は改められ、日常生活のなかで他の人がどのような声かけをしているのかを考えるきっかけになります。

　院長の想いやこだわりを小さく分解していくなかで、具体的にイメージが膨らみやすくなると、評価の基準が明確になります。それによってスタッフの不公平感が減り、成長しやすい土壌ができるでしょう。

変化を促す

勤務医が歯科医院の 方針に従わない！

07

本項では「勤務医が歯科医院の方針に従わない！」というお悩みを解決します。勤務医が歯科医院の方針に従わない原因はさまざまありますが、とくに大きな理由が2つあります。

給料が支払われる仕組み

勤務医が歯科医院の方針に従わない理由の1つに「給料がどのように支払われているのか」を理解していないことが挙げられます。一般的に、お金のやりとりを「金勘定」ともいいますが、人は"感情"をもとにお金を使います。

では、どのような感情でお金を使うのでしょうか。何かを買ったり、サービスを受けたりする場合、「美味しそうなラーメンだ」、「この服を着たらテンションが上がりそう」などと、何かを期待して代金を支払います。

そして、代金を支払って、期待を超えてきたら感謝するとともに再訪したいと思うはずです。つまり、お金のやりとりは「期待」と「感謝」で成り立っています。

私も勤務医時代は、医院の方針に従えていなかった時代がありました。そのときは「俺はこんなに頑張っているのだから、その分の給料をくれよ」と思っていました。しかし、それは大間違いです。

たとえば、前述した美味しそうなラーメンですが、味に期待するお客さんが代金を支払っているのは、ラーメン屋さんがスープをどれほど煮込んでいるのかに対してではありません。

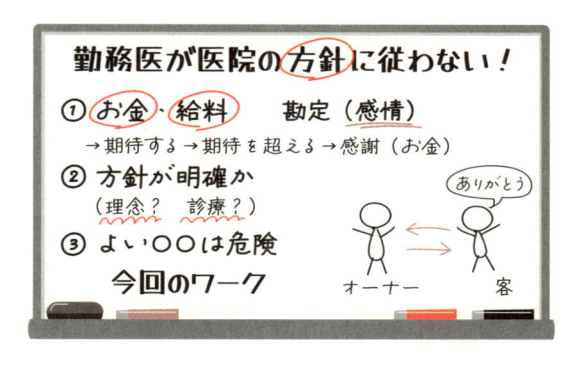

つまり、準備時間に対価を支払っているのではなく、あくまでもラーメンの美味しさに対価を支払っているわけです。

　歯科医院に置き換えると、患者さんはわれわれが歯学教育やセミナーを受けた時間や費用に価値を見出して治療費を支払っているのではなく、きれいで健康的な口腔になることを期待して治療費を支払っているのです。そして、われわれがその期待に応えられれば、患者さんは感謝してくれます。つまり、患者さんの期待を超える価値を提供して、感謝してもらうことが仕事です。

　患者さんと歯科医院の金銭のやりとりはイメージしやすいですね。しかし、歯科医院では勤務医に期待してお金を支払っている存在がいます。それが院長です。院長の立場からすれば、給料は勤務医に対する期待の表れといえます。勤務医にそれを理解してもらい、「院長の期待に超えたい」という姿勢で働いてもらうことが大切です。

　このような姿勢は社会人として基本的なものであり、この仕組みを理解していないのは歯科医院の方針に従う以前の問題です。

歯科医院の方針を見直してみよう

　そして、勤務医が歯科医院の方針に従わないもう1つの理由として、「そもそもの方針が漠然としている」という問題が考えられます。

たとえば、患者さんから「よい治療をしてください」と要望されることがあります。われわれにとっては「はたして、よい治療の基準に沿えているのだろうか……」と少し不安になりますよね。これは歯科医院の方針にも同じことがいえ、勤務医やスタッフがイメージしにくい方針なのかもしれません。

　したがって、方針が理解できるかどうかを勤務医に確認し、理解できていなければ方針を練り直したほうがよいでしょう。方針には、いわゆる理念的なものだったり、具体的な診療に関するものだったり、さまざまな内容があると思います。その一つ一つを整理することも重要です。

“よい〇〇”を考える

　たとえば“よい診療をしよう”という医院の方針があったとします。その場合、院長は「院長にとって、よい診療とは何ですか?」という質問に答えられなければなりません。

　質問した勤務医は「院長は私に何を期待しているんだろう。どのような診療をしてほしいのだろうか」と考えているはずです。それなのに「よい診療をしてくれよ、任せたぞ」とあやふやに回答してしまっては、“よい診療”どころか、不安を抱えたまま診療をすることになってしまいます。

　では、“よい診療”とは何でしょうか。治療技術が高いのか、診査・診断が的確なのか、患者さんの話にしっかりと耳を傾けることなのか、いろいろな要素が考えられます。

　本項では、この“よい〇〇”を考えることがワークになります。方法は簡単です。例として、“よい店員さん”で考えてみましょう。よい店員さんの条件を3つ挙げてみてください。条件が3つ挙がったら、その条件を構成する要素を3つ考えてみましょう。すると、よい店員さんの条件が9つ挙がるはずです。これを“よい診療とは?”などのテーマでも考えてみま

しょう。

このワークを行うことにより、歯科医院の方向性が言語化され、具体的な方針を立てられるようになります。さらに、その方針を実現するために必要なことが明確になり、勤務医やスタッフにも指示しやすくなります。

新たにスタッフを採用する際も、必要なスキルや性格などの求める人物像を洗い出すことができ、求職者に対して、歯科医院の方針を説明しやすくなります。

「勤務医が医院の方針に従わない！」と嘆く前に、いま一度、方針がしっかりと伝わっているかどうかを確認してみてください。もし、伝わっていなければこのワークを行って整理してみましょう。

従わないのではなく、理解されていないのかも

勤務医が歯科医院の方針に従わないのは、前述のように給料が支払われる仕組みを理解していないからかもしれません。これは社会人として基本的な考え方ですので、伝えにくい場合は、本項を参考にしてみてください。

また、勤務医の問題ではなく、そもそも歯科医院の方針が曖昧で理解できないだけなのかもしれません。曖昧な方針を丸投げするのではなく、わかりやすく伝えることを意識して取り組んでください。

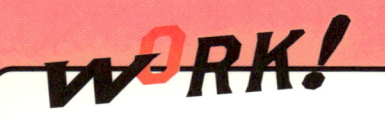

「よい○○」とは何か？　ワーク

（目安時間：15分、用意するもの：人数分の A4コピー用紙）

1 最初は練習として「よい旅行とは？」、「よい映画とは？」などのテーマで考えてみましょう。たとえば「よい旅行とは？」のテーマの場合、よい旅行を実現するために必要な3つの条件を書き出します。「景色」、「温泉」、「料理」などの3つの条件が挙がったら、その条件を構成する要素をさらに3つ書き出します。「温泉」であれば"湯巡り"、"露天風呂"、"源泉かけ流し"のように分解します。すると、3つの条件、その条件に対する3つの構成要素、計9つのワードが挙げられました。

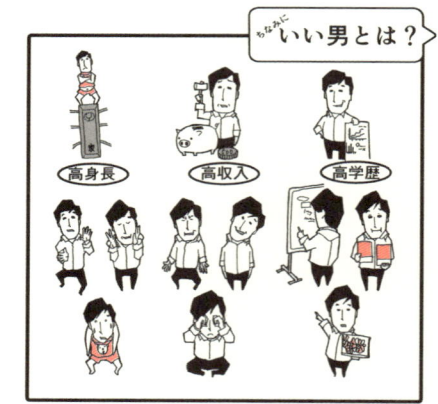

2 続いて、1と同じ要領で「よい診療とは？」などのテーマで考えてみましょう。スタッフを交えて、「よい歯科衛生士とは？」、「よい受付とは？」、「よいアポイントの取り方とは？」などのテーマでディスカッションしてみるのもよいでしょう。

9つのワードが挙げられたら、「当院にとっての"よい診療"とは○○である」と、文章を作れるようになります。これを歯科医院の方針に落とし込むことで、より具体的でわかりやすい内容になるでしょう。

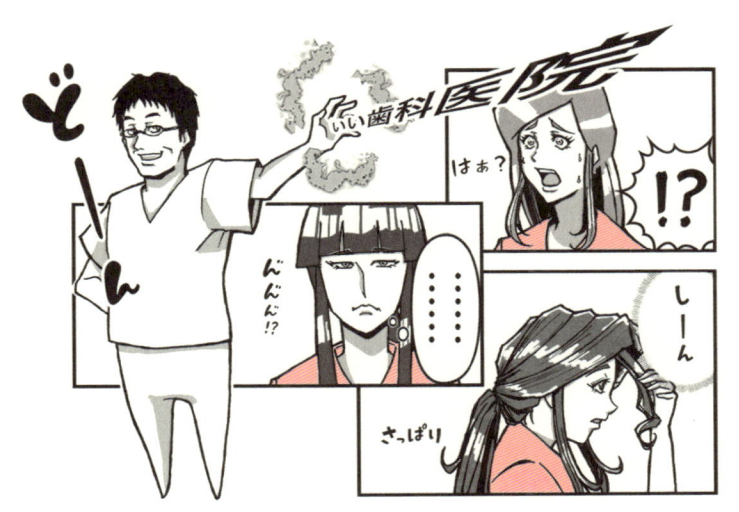

▲理念だけではスタッフに響かない

3 また、挙がった９つのワードは、その条件や構成要素が実施できているかどうか、実施するためにはどうすればよいか、歯科医院全体でミーティングを行って共有します。

なお、ワークで実施されることに決まった取り組みを始める際は、診療に差し支えたり、残業にならない程度に実現可能なことを１つだけ選びます。選ばれなかった取り組みも歯科医院の財産ですので、保管しておくことをお勧めします。

院長と勤務医の価値観が合わない……

08

歯科医院において、院長と勤務医の価値観が合わないことがときどきあります。前項では、「勤務医が歯科医院の方針に従わない！」というお悩みに答えましたが、価値観が合っていないと、勤務医が歯科医院の方針に従わなかったり、スタッフがよいパフォーマンスを発揮できなかったりします。そこで本項では、「院長と勤務医の価値観が合わない……」というお悩みを解決していきます。

まず、前提として「自分の価値観と他人の価値観が合致している」ことは、そうそうありません。したがって、どこかで折り合いをつけて対処する必要があるのです。

そこで、価値観の違いに対してどのように向き合っていけばよいのか、現場の視点からご説明します。

２つの「価値観」

「職場とは１艘の船である」といわれますが、歯科医院も同じです。この場合、船長は院長で船員は勤務医です。しかし、船長に反抗する船員がいると、船はうまく進みません。「価値観が合わない」というお悩みには、「歯科医院の運営がうまく進まない」という現状があり、その先には「院内の雰囲気をよくしたい」や「スタッフによいパフォーマンスを発揮してもら

いたい」という思いがあるのではないでしょうか。

しかし、「勤務医はつねに自分の価値観を押し殺さなければならない」とすると、今度は勤務医が疲れてしまいます。

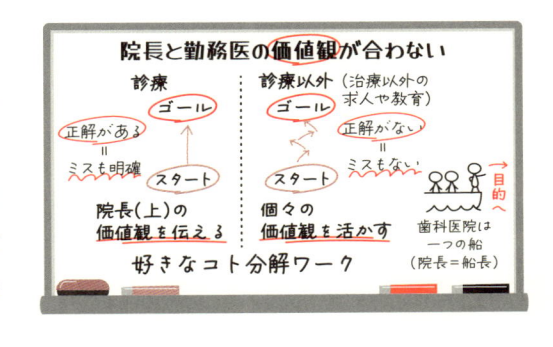

さて、この「価値観」には２種類あります。すなわち、「職場での価値観」と「プライベートでの価値観」です。院長が「勤務医と合わない……」とお悩みなのは、職場での価値観のことではないでしょうか。

"診療"か、"診療以外"か

歯科医院は、"診療"と"診療以外"の２つの要素で成り立っています。

この価値観に関しては、勤務医は院長の価値観に100％従うべきです。

患者さんは、院長が掲げる診療方針を選んでその歯科医院に通っています。それにもかかわらず、勤務医が「価値観が合わない」からといって、院長とは異なる診療方針や診療方法を選択してしまうと、患者さんはもちろん、院長も困るどころではありません。

ちなみに、私も勤務医時代には調子に乗っていた時期がありました。腕が動くようになると「院長よりも俺の考えのほうが正しい」と思いがちですし、勤務医の気持ちはよくわかります。しかし、診療においては院長の診療の価値観を共有することは絶対に必要です。

価値観が伝わっていないのかも

勤務医と価値観を共有するためには、院長も気をつけなければなりません。まず、院長自身が診療の価値観をきちんと把握し、しっかりと勤務医に伝える必要があります。

実は、価値観が「合わない」のではなく、単に「伝わっていない」だけのケースも多いのです。したがって、初診の患者さんの診察で重視していることや、「痛みを主訴に来院した患者さんには〇〇を行う」というような具体的な対応方法を示すなど、まずは院長自身の考えを噛み砕いて伝えることが非常に重要です。

　院長は自身の診療方針を知り尽くしているわけですから、最も診療方針に慣れている人といってもよいでしょう。しかし、この「慣れ」によって、「初診の患者さんには〇〇で対応するのが当たり前だろう」というように、勤務医に対して「当たり前」という言葉で済ませてしまいがちです。

　しかし、それでは若い勤務医には伝わりません。いわゆる「俺の背中を見ろ」という職人スタイルは、Ｚ世代の勤務医には通じません。むしろ、どうすればよいのか、余計にわからなくなってしまいます。

　したがって、「"当たり前"は当たり前ではない」ことを念頭において、「ここまで行うのが当たり前です」と、細かく説明するのがよいでしょう。

　なぜなら、そこには「正解」があるからです。診査・診断や診療にはエビデンスに裏づけられた「正解」がありますし、患者さんは治してもらいたくて来院しているわけですから、その責務は必ず達成されなければなりません。価値観が合わずに悩んでしまうのは、ほとんどが「診療」に関することなのではないかと思います。

　もちろん、そこまで細かく説明してもなお価値観が合わない勤務医は、従う気がそもそもない勤務医でしょう。しかし、ほとんどの勤務医は細かく伝えて理解すれば、きちんと従います。

　院長の価値観に従う気がないのではなく、それを知らずによかれと思い、結果として院長の価値観と違う行動を取ってしまうケースが多いのではないかと考えます。もちろん、勤務医にも院長に確認する姿勢は必要です。

診療以外での「価値観」

　では、今度は「診療以外」です。求人や教育、患者さんとのコミュニケーションなどが該当します。これには「正解」がありませんし、裏を返せば「ミス」もありません。無論、院長も正解を知りませんので、個々のスタッフの価値観を活かせる場面ともいえます。

　価値観を押し殺す場面と活かす場面をしっかりと切り替えるのが大切です。

　たとえば、「うちのホームページ、ダサいな」とか、「TikTok を活用すればいいのに」とスタッフが思っていたり、なかには「私、そういうの得意だからやりますよ」と協力的な姿勢を示してくれるスタッフもいます。しかし、それに対して院長が「俺の価値観と違うから」と診療以外でも院長の価値観に従わせようとすれば、スタッフは提案しなくなるでしょう。

　「診療では自分の価値観を伝えて従ってもらう。診療以外ではそれぞれの個性を活かす」ことを、院長が認識していることが大切です。

　スタッフの価値観を活かすのは、一種の采配といえます。私は「中間いい感じにする職」と呼んでいますが、チーフやマネージャーも、新人スタッフの価値観やツボを知っておいたほうがよいでしょう。

　個人の価値観に合った仕事は、遂行しても疲れないというメリットがあります。読者のみなさんも、仕事を振られる立場ならそのような仕事を望むのではないでしょうか。遂行して疲れる仕事と疲れない仕事なら、後者を振り分けるべきです。こうすることで効率が上がり、悩みが減っていくのではないかと思われます。

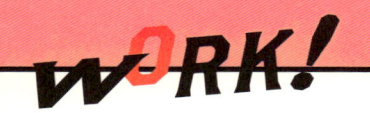

好きなコト分解ワーク

（目安時間：15分、用意するもの：人数分の A4コピー用紙）

1 「好きなコト分解ワーク」は、スタッフそれぞれが「好き」と思うことに対し、「なぜ好きなのか」、「どこが好きなのか」を検討して分解することで、個人のなかにある価値観を言語化していくワークです。このワークを行うことで、スタッフが大切にしている価値観がわかり、仕事の割り振りなどに役立てることができます。

2 まずは好きな仕事を１つ書き出してみましょう。「無理なくできる仕事」と置き換えてもよいです。たとえば、「石膏を注ぐ」や「カルテの入力」といったものや、「クレーム処理」や「ゴミを拾う」など、診療に直接関係するものでなくても OK です。

１つの仕事を書き出したら、その仕事が好きな理由をできるかぎり多く挙げてください。無理矢理な理由でもよいので、５つは理由を絞り出していきましょう。好きな理由は仕事の下に書き出して、並べてみてください。「誰かが喜んでくれる」など、感情的な理由がよいです。

好きな仕事と５つの理由を書き出したら、今度はそれぞれの理由を比べて、１つに絞っていきます。そして、最後まで残った理由に○を付けましょう。

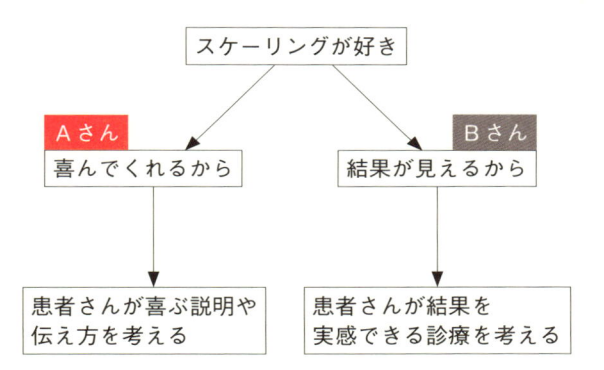

スケーリングが好き

Aさん　喜んでくれるから

Bさん　結果が見えるから

患者さんが喜ぶ説明や
伝え方を考える

患者さんが結果を
実感できる診療を考える

3 好きな仕事は同じでも、好きなこととその理由を分解していくことで、スタッフそれぞれの価値観が別々であることがわかります。

　たとえば、スケーリングが好きなAさんとBさん。Aさんは「患者さんが喜んでくれるから」、Bさんは「結果が見えるから」という理由でした。

　ここから、Aさんには患者さんが喜んでくれるような説明や伝え方を考える仕事を担当してもらう、Bさんには患者さんが結果を実感できるような診療を考える仕事をしてもらうといった、仕事の割り振りができます。

　ワークを通して把握した、個々のスタッフの価値観に沿った仕事の割り振りこそが、院長の腕の見せどころでしょう。

ゲスト：山下浩司先生

初診の患者さんの行動変容を促したいです

09

初診の患者さんは、まさしく「十人十色」。物心がついてから初めて歯のトラブルに遭った患者さんもいれば、前に通っていた歯科医院に納得できずに転院してきた患者さん、なかには長年トラブルを抱えつつも腰が重く、やっと歯科医院の門を叩いたという患者さんもいます。

本項は、「初診の患者さんの行動変容を促したいです」というお悩みに答えたいと思います。

また、ゲストとして歯科専門コーチとしてご活躍中の山下浩司先生をお招きしています。山下先生、初診の患者さんとのファーストコンタクトで気をつけていることはありますか。

> まずは信頼関係ですね。心理学用語で「ラポール」という言葉がありますが、私はこれを「相手に与える安心感」と考えています。また、ラポールを築くには相手にペースを合わせるのが大切だと思います。たとえば、静かなタイプの人に熱血的に接してもうまく合いませんので、おとなしめに接しています。

山下浩司

まずは不安を解消しよう

「安心感が大切」というのは同意見です。そのうえで私は「患者さんが2

回目の来院をしてくれるか」を
大切にしています。ビジネスで
も時折使われる「マズローの欲
求5段階説」では、生理的欲求、
安全の欲求、社会的欲求……と
段階が進んでいきます。このう

初診の患者さんの行動変容を促す
①不安を解決したい：「安全の欲求」
②この医院に通いたい：「社会的欲求」
⇒①を解消して、②へステップアップさせよう

◎初診の患者さんは「不安」を抱えている
⇒不安を解消して、信頼を築こう

ち、「安全の欲求」は健康状態に関する欲求、「社会的要求」は集団に所属
する欲求が含まれます。したがって、「お口の不安を解消したい」という安
全の欲求を解消（初診）することによって、「この歯科医院に通う患者の1
人になりたい」という社会的欲求（2回目以降）にステップアップしてい
くといえるでしょう。

“初診患者を増やす”とはいうけれど

つまり、まずは患者さんの不安を取り除いてあげることが、その後の受
診やかかりつけ歯科医に繋がっていくと考えています。増患に関するトピッ
クでは、初診患者の増加に目がいきがちですが、初診の患者さんがその後
も来院しているか、言い換えれば「初診の患者さんの不安を取り除いてあ
げられたか」も重視すべきでしょう。

患者さんの“モヤモヤ”を形にしよう

患者さんの不安を取り除くことに加えてもう1つ私が実践していたのが、
「徹底的に不安を聞いてあげる」ことです。患者さんに「こういう治療をし
てほしい」という明確な希望があればよいのですが、「悩みを抱えてはいる
ものの、言語化できずにいるためにモヤモヤしている」という状態は、本
人だけで解決するのは難しく、よくない状態と考えています。そこで私は、
患者さんの不安を聞きながら書き出していました。患者さんに聞いていくと、

「昔受けた治療が痛かった」、「噛めないのが嫌だった」など"モヤモヤ"の正体を話してくれます。それらを書き出して見せ、患者さんが抱えているものを整理することも大切だと考えます。

不安は希望の裏返し

こうして患者さんの悩みを書き出した後、私は「ってことは？」と質問しています。「昔受けた治療が痛くて嫌だった」→「ってことは？」→「痛くない治療だとうれしい」というように、患者さんが自分から希望を語ってくれます。不安とは希望の裏返しですので、不安や悩みへの合いの手のように「ってことは？」と聞いてみましょう。なお、これは患者さんに対してだけでなく、スタッフ教育においても有効です。とくに、入社したばかりのスタッフや初めて後輩指導を務めるスタッフに相性がよいテクニックです。

山下先生、「ってことは？」と聞いていくことについて、コーチの視点からはいかがでしょうか。

山下浩司

> 「不安を聞く」ことは、「相手が何を求めているのかをまずは把握する」ことに繋がっていますので、私もとても大切だと考えています。

ありがとうございます。「ってことは？」は、なかば癖のように聞いていたので、「相手の求めるものを知るために、まずは不安を聞く」という視点を聞いてハッとしたのですが、結果的にその視点に沿ったアプローチができていて、私もうれしくなりました。

希望の順位をつけよう

最後に、希望に順位をつけていくことも大切です。私の経験では、患者

さんが抱えている不安は3つぐらいであることが多いですが、初診の患者さんのなかには10個以上の悩みを話してくれる人もいます。3つぐらいであれば、順位をつけなくてもなんとか対応できますが、10個の悩みが一気に押し寄せてくると、正直私も「何から叶えればよいの？」と悩んでしまいます。また順位をつけていくと、たとえば「①俺にもわかるように説明してほしくて、②よく噛めるようになりたいんだよ。③まあ、多少痛いのは覚悟してるからさ」というように、患者さんの思いがはっきりと整理されていきます。読者の先生方も、体調が悪くてお医者さんにかかったときに、うまく病状を説明できなかった経験があるのではないでしょうか。それは初診の患者さんも同じです。まずは不安をたくさん聞いて、希望を書き出していき、一緒に確認しながら順位づけしていくことで、喉まで出かかっている患者さんの不安を見極めていきましょう。

◉

　ここまで、初診の患者さんの行動変容について考えてきましたが、山下先生、いかがでしたでしょうか。

　　心理学でも、行動変容のきっかけは「痛みを避ける」か「快楽を得る」の2つといわれています。角先生の「まず不安を聞いてモヤモヤを解消する」アプローチは、まさに「痛みを避ける」ものだと思います。また、「痛みを避ける」は短期的な変化といわれる一方で、長期的変化に結びつくのが「快楽を得る」です。歯や口のトラブルが解決され、患者さんの理想の状態に近づいていくことは「快楽を得る」ことですので、そこから歯科医院に通う理由もできて行動変容が起こっていくと思いました。さらに、「理想−現状＝課題」としたときに、「われわれ歯科医師の役目は治療で課題を解決することです」と患者さんに提示することで、「通おう」という気持ちが生まれると思いました。

山下浩司

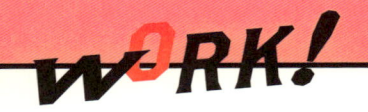

感情を聞いてひっくり返しワーク

（目安時間：10分、用意するもの：ペン、紙もしくは付箋）

1 「感情を聞いてひっくり返しワーク」は、不安に思っていることを聞いて、そこから本人の希望へと変換し、さらに順位づけをしていくことで、患者さんが治療でどのようなことを望んでいるかを見つけていくワークです。

2 患者さんが抱えている不安を「過去」「現在」「未来」でそれぞれ聞いていきましょう。「いままで、歯医者さんで嫌だなと思ったことはありますか」（過去）、「いま、お口の中で不快なところはありますか」（現在）、「将来、お口や歯について不安だなと思うことはありますか」（未来）のように聞きます。それぞれの時期で聞くことで、「いまは調子がいいけれど、実は昔……」といった不安も聞き取ることができます。

また、それぞれの回答について「いつ」「どこで」「誰が」などの要素を聞いて深掘りしていきましょう。さらに、それを受けて患者さんはどのような行動を起こしたのかも聞くとよいでしょう。

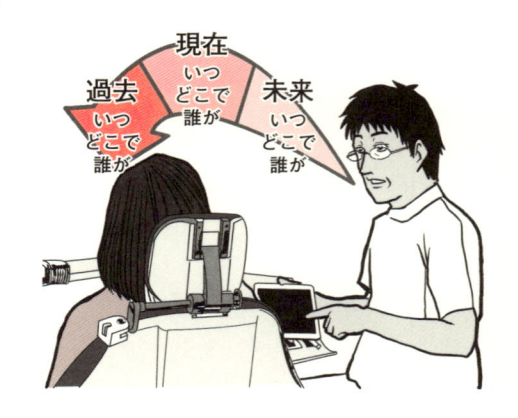

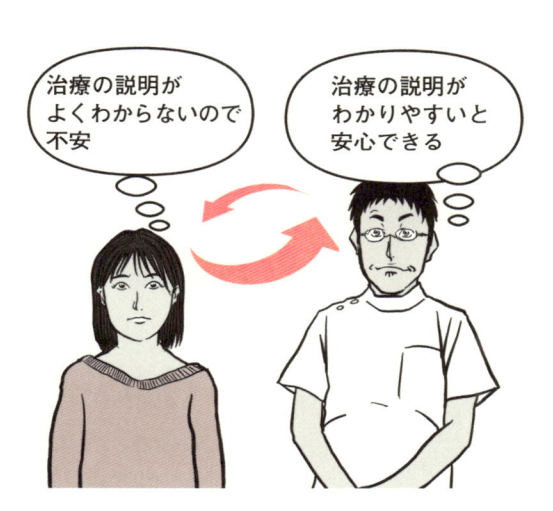

3 患者さんから出た不安を逆の表現に変換してみましょう。たとえば「治療の説明がよくわからないので不安」は、「治療の説明がわかりやすいと安心できる」と変換できます。

これが患者さんの希望です。複数の不安が出てきた場合は、それぞれを変換し、患者さんに聞きながらどの希望を優先させたいか、順位をつけていきましょう。

ゲスト：山下浩司先生

自由診療の患者さんの 行動変容を促したいです

10

　自由診療の患者さんは、「プラスアルファ」を求めています。ただ「むし歯を治してほしい」のではなく、"目立たないように"治してほしかったり、"長持ちする方法で"治してほしかったりと、よりよい治療を求めてはいますが、必ずしも的確に希望を伝えられる患者さんばかりではありません。

　本項では、「自由診療の患者さんの行動変容を促したいです」というお悩みに答えていきます。

　また、ゲストとして歯科専門コーチとしてご活躍中の山下浩司先生をお招きしています。山下先生、自由診療の患者さんとのコミュニケーションに関して、意識していることはありますか。

> 　私がコーチングしている先生方の歯科医院には、自由診療の患者さんが多いです。先生方には、まずはマインドセットが大切だとお伝えしています。マインドセットとは、「考え方」や「信念」といわれるものです。具体的には、「自由診療＝セールス」と考えている先生がいらっしゃいますが、そうではなく、「自由診療＝患者さんの問題を解決するための最適な方法」というマインドセットで患者さんとかかわることを意識してもらっています。

山下浩司

歯科医師は"コト"売り

　ありがとうございます。お話を聞いて、思い当たったことがありまして、私はむしろ、「どんどん営業したほうがよい」とお伝えしていました。これはなぜかというと、「歯科医師という職業は、"モノ"ではなく"コト"を売っている」という考え方にあります。たとえば、クラウンで補綴するときに、われわれが患者さんに売っているのは、クラウンそのもの（モノ）ではなく、クラウンによる補綴治療によって、患者さんのお口の状態がこれ以上悪くならないようにするという体験（コト）です。目の前の患者さんの抱えている問題を解決して、お口の中の状態がこれ以上悪くならないためには、どのようにすべきか。ベストは○○、その次にプランB、プランC……とあって、それらが国の事情で保険診療／自由診療に分かれているにすぎないのです。まずは医療としてのベストプランを提示して、「この治療は自由診療になりますが……」と、患者さんと相談しながら決めていくべきです。時折、はじめに「保険診療か自由診療か」を迫る先生がいますが、順序が逆だと考えています。これらをまとめて、「歯科医師は"モノ売り"ではなく"コト売り"です」と伝えているのですが、これもマインドセットの1つでしょうか。

> 　そうですね。マインドセットだと思います。たとえば、家族がむし歯になったときに、まず「しっかりとした治療をしてあげたい」と思うのではないでしょうか。損得勘定ではなく、「相手のことを思って考える」というマインドセットが、ファーストステップではないかと思います。

山下浩司

マインドセット、できていますか？

　「マインドセットがファーストステップである」のはまったくそのとおり

自由診療の患者さんの行動変容を促す
◎不安を抱えてやってくる初診の患者さん
①不安を解決→②この医院に通いたい
　⇒自由診療に向けたフェーズへ……
自由診療の患者さんも、元は初診の患者さん
⇒（ファン）を解消して（ファン）になってもらおう

で、患者さんへの説明についてはすでにたくさんの書籍が刊行されていて、ハウツーも多く発信されています。しかし、そのハウツーを実践してもなぜかうまくいかない。そのようなときは、このマインドセットができていないのではないかと、山下先生のお話を聞いて思いました。

患者さんにファンになってもらう

　さて、「自由診療の患者さん」は、かつては「初診の患者さん」だったわけです。前項では「初診の患者さんは不安を抱えて来院する」とお伝えしましたが、その不安が解消された次のステップに進んだのが、「自由診療の患者さん」です。初診の患者さんの抱えている不安を解消してあげることで、「この歯科医院に通おう」、「この先生に診てもらおう」と、歯科医院のファンになってくれています。患者さんの"フアン（不安）"を取ると、"ファン"になるのです。

関心をもってもらうには、まず自分から

　患者さんの不安が解消され、抱えていた問題が解決すると、「もっとよくなりたい」というフェーズに移ります。ここで初めて自由診療の説明の出番ですが、最大のキーポイントは「患者さんに関心をもってもらう」ことです。そして、そのためには「われわれが患者さんに関心をもつ」ことが不可欠です。治療やケアグッズなどを勧めるには患者さんの背景（性格・職業・好物など）を知らなければなりません。面倒くさがりな患者さんが手を伸ばすのは、高性能な歯ブラシではなく、「お手軽にケアできるもの」

です。治療やケアグッズの特徴を押さえた知識と患者さんの背景を掛け合わせることで、ニーズに“刺さる”説明になります。

会話から「背景」を探ろう

患者さんとの何気ない会話から背景を探っていきましょう。「どの歯ブラシを使っていますか？」と聞いて、メーカーや製品名を答えられれば、口腔ケアにある程度関心のある患者さんだとわかりますし、「どなたから勧められましたか？」とさらに聞くことで、患者さんの周りに口腔ケアへの意識が高い家族や友人がいるのかどうかも把握できます。「よい治療」といわれても、それがどのような治療なのかを想像できる患者さんは多くありません。会話をしながら、患者さんと一緒に「よい治療とは何か」を探していきましょう。

◉

ここまで自由診療の患者さんの行動変容について考えてきましたが、山下先生、いかがでしたでしょうか。

> 私の友人にある業界で日本一のセールスマンがいるのですが、彼は「ほとんどのセールスマンが製品の特長を売っているが、自分はお客さんが製品を手に入れた先の未来をイメージして、一緒に導いている」といっていました。角先生のお話を聞いて、患者さんにとっての「よい」を見つけることは、これに近いのではないかと思いました。心理学の原理・原則の1つに、「自分に与える影響力以上に他人に影響を与えることはできない」というものがあります。「この治療はあなた（患者さん）にとって必要なものです」と、歯科医師自身が確信をもつことで、その姿勢が患者さんにも伝播していくのではないかと思いました。

山下浩司

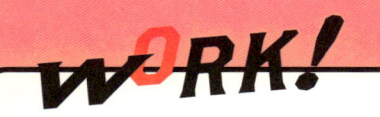

つかみトークからニーズ引き出しワーク

(目安時間：10分、用意するもの：ペン、紙もしくは付箋)

1 「つかみトークからニーズ引き出しワーク」は、メインテナンスや歯ブラシなど、院長やスタッフが勧めたい治療や製品のよさを挙げ、「どのような背景をもつ患者さんに勧めるとよいか」や「どのような勧め方をするとよいか」を引き出し、伝えることの楽しさを身につけていくワークです。

2 まず、勧めたいもの（治療や製品など）のよさを書き出しましょう。インプラント治療やホワイトニング、歯ブラシなど、なんでもOKです。続いて、それをどのような人に勧めたいかを書き出しましょう。「力仕事をしている人」や「真面目な人」という属性でもよいですし、実際に勧めたい人がいる場合には、その人の背景を書き出します。最後に、その人に勧めるときに「へえ〜」と興味をもってもらえる一言を書き出していきましょう。大喜利のようにカジュアルに行うことで、患者さんに身近であったり、ユニークな一言が生まれやすくなります。

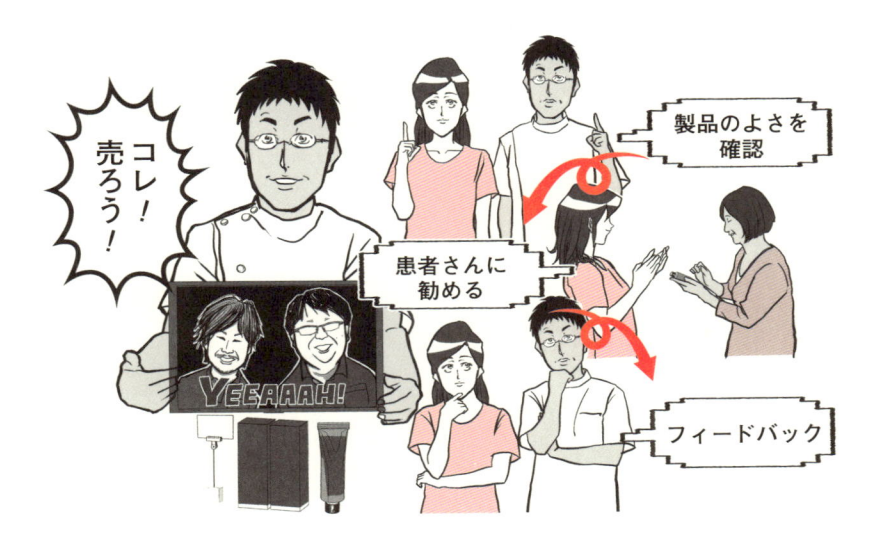

3 また、院長が勧めるものを決めてもよいでしょう。「今日は●●の歯磨剤を勧めてみよう」と決めたら、「この歯磨剤はこういうよさがあるね」と勧めるもののよさをスタッフと確認しましょう。続いて、「仲のよい患者さんに勧めるとしたら、どのような一言で興味をもってもらえるか」を考えてもらい、実際に患者さんに勧めてもらいましょう。なお、院長はスタッフへのフィードバックもお忘れなく。患者さんに刺さったフレーズは継続して使い、伝わらない悔しさや知識不足を実感した場合は、1％でも改善するには何をすればよいかを考え、取り組んでもらいましょう。

ゲスト：岡本樹一郎先生

"指示待ち"の姿勢を 改めさせたいです

11

歯科治療において、院長の指示どおり的確に動いてくれるスタッフの存在は、たいへん心強いものです。一方で、指示を出さないと自主的に行動しない、"指示待ち"のスタッフに悩む院長も多いのではないでしょうか。そこで本項では、石川県でフリーランスの歯科医師として働く岡本樹一郎先生をゲストに迎え、「"指示待ち"の姿勢を改めさせたいです」をテーマに取り上げます。

岡本先生はスタッフの指示待ちの姿勢について、どのようにお考えですか。

> 自分自身が指示待ちになっていることが多かったので、どうすればそれを防げるのかをよく考えていました。振り返ってみると、指示の内容がうまく伝わっていない場面が少なくありませんでした。また、指示が不明瞭な場合、具体的に指摘されるのを待ってから動けばよいと考えることも多かったように感じます。1つの言葉をきちんと分解して、細かく具体的に指示を出すことが大事かと思います。

岡本樹一郎

指示待ちとは？

大前提として、指示を出す側と受ける側の信頼関係が大切です。スタッフが「院長は私たちのことを見ていない」と感じている場合、当然指示は

伝わりません。日常のコミュニケーションや声がけによって、スタッフを気にかけているという空気があってこそ、指示が成立するのです。

また、指示待ちとは言い換えれば、「指示を待ってくれている」状態であり、「指示を無視している」わけではないため、スタッフに悪気はないともいえます。指示を待ってくれているスタッフは、「価値のある仕事をしたい」と考えているスタッフだと思います。ちょっとしたボタンの掛け違いを正せば、問題はすぐに解決するかもしれません。

たとえば、指示を待ったほうが貢献できる、褒められると思っているから、指示待ちをしている可能性もあります。指示待ちによって、「メンタルの残高」を減らさないようにしているわけです。

スタッフが自主的に動けるような空気を作るためには、歯科医院の業務を診療とそれ以外に分けることが有効です。診療においては、診査・診断・治療計画に基づいて指示に従うことが求められます。たとえば、外科手術のアシストで勝手なことをされては困りますから、こうした場面では指示待ちの姿勢が有効なわけです。一方で、診療以外の片づけや患者さんへの案内、何かあったときの報告などは、指示待ちをせず自主的に行ってほしいものです。

私は、歯科医院の悩みの多くは、診療以外の業務にあると考えています。診療以外の業務には答えがないため、スタッフが自主的に解決する姿勢が求められます。しかし、スタッフは診療において歯科医師の指示に従う姿勢が身に付いています。真面目なスタッフほど、診療以外の業務においても歯科医師が答えを知っていると誤解していることが多いのではないで

しょうか。決して消極的なわけではなく、よかれと思って指示待ちをしている状態ですね。

そのため、「診療以外の業務の答えは院長にもわからないから、指示待ちではなく、スタッフが自主的に行動してほしい。診療に対しては指示を出せるけど、診療以外の業務に対してはあくまでも提案なんだ」と伝えるのが大切です。提案すると評価が上がる、よいことがあると伝われば、スタッフは「自主的に行動してもメンタル残高が減らない」と考えてくれると思います。

答えのない業務に結果を求めない

私自身、院内セミナーを通じて指示待ちの姿勢から脱却したと感じた歯科医院が、1ヵ月後に訪問したら元に戻っていたケースを経験しました。これは、評価に原因があると考えています。診療は結果を評価しますが、診療以外の業務は決意や行動、発言する姿勢を評価しなければなりません。

たとえば、ミーティングで診療以外の業務について提案があった際、「で、それは結果が出るの？」などと聞いてしまったらどうなるでしょうか。その時点でスタッフは萎縮して「院長は診療以外の業務に対しても答えをもっているんだ」と考え、指示待ちの姿勢になってしまいます。診療以外の業務に答えはないため、間違いもないといえます。

よい提案を吸い上げるための方法

診療は○×で評価できますが、診療以外の業務はすべてが△の評価です。試行錯誤するなかで×に近づいたらやめればよいし、○に近づいたら続ければよいといえます。院長やチーフが評価を切り替えてフィードバックできれば、診療では指示待ちに、それ以外の業務では提案が増えるでしょう。

また、よい提案を吸い上げる方法として、院長が理想を語るのが有効で

す。たとえば、年末までにどのような診療ができるようになって、結果として歯科医院にどのような患者さんが集まっているか。スタッフの働き方や身につけるスキルなど、なるべく詳細に語りましょう。理想のディテールが細かくなるほどにスタッフの理解も深まり、それに対する意見や賛同が得られます。

　ときには、院長の理想に対して、スタッフにモヤモヤとした気持ちが生まれることもあるでしょう。それも提案の種になります。たとえば、「声かけができる」という理想の場合、スタッフから「声かけ以前にこれがたいへんなんです」といった問題点が挙がることが考えられます。それを受け止めたうえで深掘りして、「1％でも改善できそうなことはある？」などと質問してあげると、自ずと提案が出てくると思います。

　つまり、指示待ちではない状態というのは、提案が出ている状態ともいえます。まず院長の理想を伝えたうえで、それに対してスタッフの想いなどを含めて提案してもらうことがポイントです。

　最後に、岡本先生から感想などをいただければ幸いです。

> 　指示待ちというテーマで、スタッフ対象の話だったと思いますが、患者さんに対するカウンセリングにも応用できる考え方だと感じました。スタッフにとって提案することは勇気がいるでしょうが、無理なく提案できる雰囲気を作れると、歯科医院の雰囲気がさらによくなっていくと思います。

岡本樹一郎

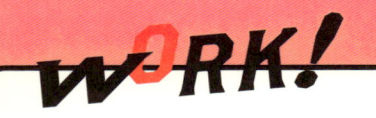

よい提案を吸い上げようワーク

（目安時間：10分、用意するもの：ペン、紙もしくは付箋）

1　「よい提案を吸い上げようワーク」は、スタッフが診療以外の業務について自主的に行動できるようになるために、歯科医院が理想とする姿を見える化して、自由に意見を募るワークです。

2　まずは、院長の理想とする歯科医院の姿を、なるべく詳細に語りましょう。
　たとえば、年末までにどのような診療ができるようになって、その結果、歯科医院にどのような患者さんが集まっているか。スタッフの働き方や身につけるスキルなど、テーマは自由に決めて構いません。理想のディテールが細かくなるほどスタッフの理解も深まり、それに対する意見や賛同が得られます。

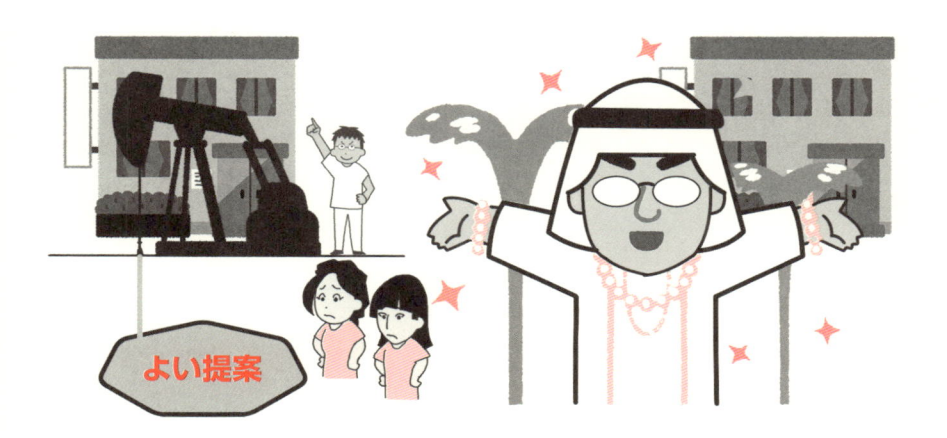

よい提案

3 理想に対して、スタッフがどのように考えているか、意見を聞きます。現状でもできていることがあれば書き出してもらい、その努力を評価しましょう。

　ときには理想と現状のギャップにより、スタッフにモヤモヤとした気持ちが生まれるかもしれません。それを否定せずに提案の種として捉えましょう。

　たとえば、「声かけができる」という理想の場合、スタッフから「声かけ以前にこれがたいへんなんです」といった問題点が挙がることが考えられます。それを受け止めたうえで深掘りしていき、「1％でも改善できそうなことはある？」などと質問してあげると、自ずと提案が出てくるでしょう。

ゲスト：小澤良一先生

キャリアの長いスタッフの やり方を改めるよい方法は ありますか？

12

　本項では、「キャリアの長いスタッフのやり方を改めるよい方法はありますか？」をテーマに取り上げます。ゲストとして、山梨県ご開業の小澤良一先生をお招きしました。小澤先生はキャリアの長いスタッフとかかわる機会はありますか。

> 　よろしくお願いします。私はいま開業9年目で、歯科衛生士の妻と、長くいる歯科衛生士とは7年間、一緒に臨床をしています。開業前の勤務医時代は、自分より臨床歴が長い歯科衛生士に教えてもらうことも多々ありました。

小澤良一

　キャリアの長いスタッフのやり方を改めるのは、非常に気を使いますよね。医院承継の際、長く勤めたスタッフが全員退職してしまったという話や、退職を促すような話をよく聞きます。しかし、それはもったいないのではないかと思っています。

マネジメント＝「管理する」？

　私自身、スタッフのやり方を改めさせようとしたことがありますが、いまはそうではなく、マネジメントが重要だと考えています。

マネジメントの語源は、「手綱を引く」ことです。15年ほど前、歯科では大学病院や口腔外科に患者さんが100人も並ぶような時代がありました。そのような状況では、とにかく1人で

も多くの患者さんを診て困りごとを助ける、ある意味「回す」ことが求められます。そのため、100人の患者さんをきちんと診られたのか、手綱を引いて管理することが重要でした。

しかしいまは、痛みを訴えて初診の患者さんが大勢並ぶ光景は見られません。むしろ、治療よりも予防や自己投資のため、定期的に歯科医院を訪れる時代になっていると思います。果たしてこの時代では、手綱を引くような管理が求められているでしょうか。

今後ますます拡がる予防型歯科医院では、患者さんに提案する機会が増えるでしょう。たとえば、セルフケアの大切さを教えたり、個々の患者さんに適した歯ブラシを勧めたりなどです。

提案する際、最終的な結果はわからないものです。それでもトライする、やってみようと呼びかけることが、予防においては最も大切だと思います。それに対して、「管理する」、「改めさせる」などの考えを入れてしまうと、スタッフが萎縮して意見が出づらくなってしまうでしょう。

そのため、私は現代のマネージャーの仕事は、「管理」ではなく「いい感じにする」ことだと思っています。改めさせるのではなく、どう巻き込んでいくかというように発想してみましょう。実際にさまざまな歯科医院を見ていると、医院承継後に、60代の既存スタッフと20代の新人スタッフがそれぞれに持ち味を出して働けているところのほうが、発展しています。

院長の理想を自己理解して伝える

　スタッフを巻き込んでいくためには、まず自己理解が必要です。

　とくに若い歯科医師は、医院承継をした際に既存のベテランスタッフの
やり方を改めさせるのではなく、まず自分の理想を自己理解して、伝える
ことが大切です。自己理解できていないと、解決すべき課題は決して見え
ません。

　理想に対して課題が見つかったら、スタッフの持ち味（価値）を活かし
て解決できないか、それを考えてみましょう。たとえば「〇〇さんは■■
が得意だから、こんなこともやってもらえないかな」、「〇〇さんにこうい
うところも手伝ってもらえるととてもうれしいんだ」といったかたちで提
案していくことで、スタッフに課題を押しつけるのではなく、一緒に課題
を解決できるように巻き込んでいけると思います。

　ベテランスタッフは、歯科医院の文化を守ってくれる存在でもあります。
土地柄を理解し、ファンの患者さんが大勢いることもあるでしょう。一方
で若手スタッフは、よい意味での常識ブレイカーになれます。それぞれの
価値を活かして掛け合わせられるとよいですね。

過去ではなく未来を信頼する

　本項のテーマである「キャリアの長いスタッフのやり方を改めるよい方
法はありますか？」を振り返ってみましょう。「改めさせる」という発想は、
そのスタッフの過去しか見ていません。つまり、信頼していないのです。
これまで院長の考えと合わないことがあったとしても、「これから先を信じ
て、頼っていいですか」と未来を信頼しないと、課題の解決には巻き込め
ません。

　スタッフ個々人が１年後にこうなりたいといった理想、いまの困りごとや

やるべきことがないか、自分のよさはどんなところかを聞いてあげる、もしくは見つけてあげるのです。そうすれば、スタッフの価値に対する理解が深まります。そして、その価値を掛け合わせればさまざまなことが実現でき、結果として患者さんの幸福にも繋がると思います。

　職場において大事なのは、人数以上にどのような人がいるかです。その人の価値をきちんと見てあげる必要があります。スタッフのやり方を改めさせるのではなく、院長が自信の理想をスタッフに伝えたうえで、スタッフ個々人の価値を見つけて掛け合わせ、課題を解決することが、やはり大切です。

◉

　小澤先生、最後に自身の経験や読者へのアドバイスなどがあれば、コメントをお願いします。

> 　私自身、勤務医を経て開業し、人の輪のなかで過ごしてきた経験はそれなりにあると思っていました。しかし、いざ院長としてマネジメントすると、うまくいかないことがあるとそのスタッフをコントロールしようと考え、後悔したことがありました。改めて、その危険性に気づけました。
>
> 　また、院長も日々闇雲にがんばるのではなく、自身の理想が何かに立ち返って、その根本からスタートする必要があると思いました。

小澤良一

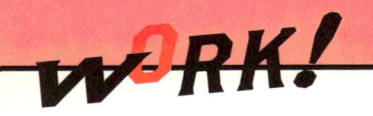

スタッフの 「いいとこ出し」 ワーク

（目安時間：10分、用意するもの：ペン、紙もしくは付箋）

1 スタッフの 「いいとこ出し」 ワークは、スタッフの長所（いいとこ）をどのように掛け合わせれば歯科医院の価値を高められるか、それを見つけ出すためのワークです。まずは院長がどのような歯科医院にしたいのかの理想を明確にし、スタッフに伝わるように言語化してみましょう。

2 次に、スタッフ個々人にどのような長所があるか、振り返ってみましょう。臨床スキルのみならず、患者対応や後輩への教育、雑務などの貢献度はもちろん、人柄などを含めて幅広く評価しましょう。

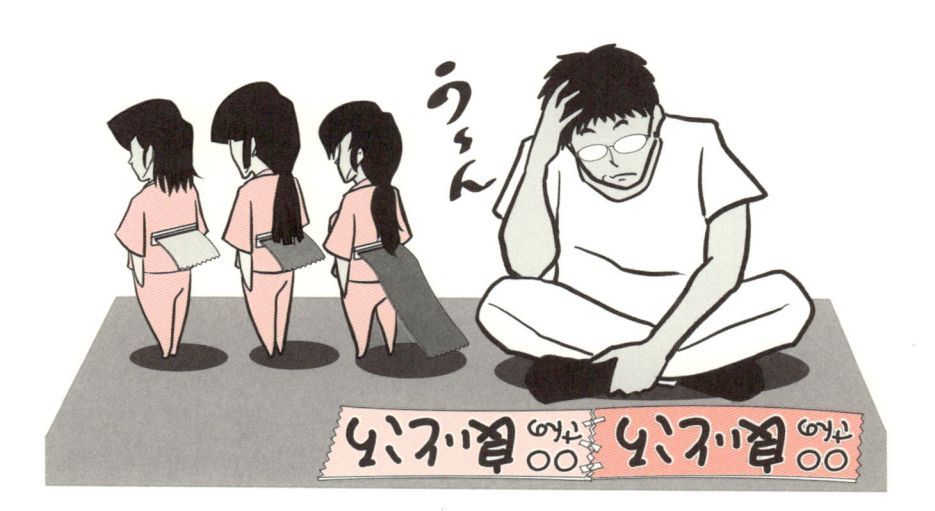

3 ｜ 言語化した理想をスタッフに伝えるなかで、実現するために何が必要か、スタッフと一緒に考えてみましょう。

やり方を改めさせるのではなく、どのように掛け合わせればスタッフ個々人の長所を活かせるか、意見を募りながら方法を模索し、課題解決に巻き込みましょう。

医院力を高める仕組み作り

スタッフが積極的に学べる仕組みを作りたいです

13

　歯科衛生士や歯科助手などのスタッフが積極的に勉強してくれないとお悩みの院長は多いと思います。もちろん、業務について積極的に学習する熱意あるスタッフもいますが、スイッチが入らず日常業務をこなすだけというスタッフが多いのが現状ではないかと思います。

　そこで本項では、「スタッフが積極的に学べる仕組みを作りたいです」という要望に答えていきたいと思います。

積極性を生む「貢献感」と「成長感」

　積極的に学べる仕組みを作るうえで意識したいのが、「貢献感」と「成長感」です。

　「認められたい」、「変化したい」、「ワクワクしたい」、「安定したい」などさまざまな欲求がありますが、私は行動するときに「どうすれば貢献できるか」と「どうすれば成長できるか」の2つを意識することが大切だと考えています。そうすることで、仮に貢献できなくても少しは成長できたり、認められたり、「俺、イケてるな」と自分で自分を褒めたり、メンタル面でプラスの収穫が得られます。

　とくに、積極的に学んでもらう仕組み作りを考えるうえでは、「自分がいることで歯科医院に貢献できている」や「私、成長できているな」とスタッ

フに実感してもらうことが大原則になります。

「ありがとう」を伝えよう

これは私が実践していることですが、朝、スタッフが出勤したときなど、当たり前と思ってることに対して「ありがとう」をいうことです。読者の先生方のなかには「朝、スタッフが出勤してくるのは当たり前だろう」と思っている先生もいると思います。しかし、それはスタッフが感謝されていない状態ともいえます。

「感謝の反対は当たり前」ともいえ、スタッフに貢献感を感じてもらうためには、「いてくれてありがとう」という感謝から始まっていくと考えています。これは、メインテナンスの患者さんも同じです。「来てくださってありがとうございます」と伝えれば、「ああ、私、来てよかったんだ」と患者さんも安心してくれます。

話を戻しますと、まずはスタッフに「いてくれてありがとう」と感謝することが、大原則ではないでしょうか。これは誰にでもできる貢献感の表し方ですし、私個人としては本音からスタッフに感謝しています。

ちなみに、出勤時だけではなく、ミーティングなどでも「集まってくれてありがとう」の第一声から始めてみてもよいと思います。極端なことをいえば、「乾杯！」から始めてもよいと思います（もちろん、ソフトドリンクで）。「来てくれてありがとう！　盛り上がっていこう！」という感じです。

「知っている」から「やっている」へ

たとえば、勉強会では積極的でない実習生や若手のスタッフには、メモをただ取らせるのではなく、メモを取るなかで気づいたことや疑問を書き出してもらいます。そのなかで、「1％でもやってみようかなと思うことがあれば書いてね」と伝えます。

スタッフが積極的に学ぶ仕組み

貢献感 + 成長感 = 積極性

① 「より〇〇」になるために必要なことを分解
② スモールステップで評価
③ 貢献感と成長感を少しずつ感じてもらう

これを書き出すことで、「頭のなかで知っている」という状態から「自分でやってみようかな」もしくは「すでにやっている」へとステージが進んだことになるのです。これが非常に大切だと考えています。質問の仕方やメモの取らせ方を工夫することで変わりますので、院長自身も取り組みやすいと思います。

貢献感と成長感がスタッフの積極性にかかわってくることは冒頭でもお伝えしましたが、積極性を出させる最もシンプルな方法は、メモの取り方を変えさせることだと考えます。

私の医院に来てくれる実習生にも「1日お疲れさま。今日、自分なりに気づいたことや疑問とかある？」、「明日、1％でもやろうと思ったことある？」と聞いています。そして最後には、「OK。じゃあ、また明日もよろしく。今日も来てくれてありがとう」という感じで終わっています。

こういうコミュニケーションをとることで、「医院に貢献できているな」とか「自分は成長できているな」といったことを実感してもらえると思います。

理想があれば、課題が見える

私が考えている方程式の1つに、「理想－現実＝課題」があります。現実の自分が「今後、こうなりたい」という理想を設定すれば、日々のいろいろな取り組みが課題、つまりやるべきことになります。

たとえば、積極性がなくて愚痴っぽいスタッフがいるとします。そうなってしまった原因を考えると、「ここにいて私はどう成長できるの？」、「どうすれば、歯科医院に貢献できるの？」という悩みを抱えていたり、そもそ

も「院長が何を考えているのかわからない」と思ってしまっているのではないでしょうか。

　職場は足し算ではなく、スタッフ同士の掛け算で考えましょう。愚痴っぽいスタッフが0人になるよう、まずは院長がどのような理想を掲げているかを細かく伝えるべきだと考えています。これは、積極的なスタッフを作るための基本の「き」です。

「できていない」ことに取り組む

　また、積極性を失ってしまうミーティングや勉強会として、スタッフがもうすでにできていることばかりを行うケースが挙げられます。確かに大事なことかもしれませんが、すでに実行できていることを何度も練習させても仕方ありません。

　そして、話し合いの方法もポイントの1つです。「口腔内写真をきれいに撮ることは大事で、お前たちはそれができてないことがわかった。じゃあ、来週までにきれいに撮れた写真を持ってこい！」と院長が命令するような、上意下達タイプのコミュニケーションでは、スタッフの自主性が失われてしまいます。

　「みんなで決めたことが1％でもよくなるには、どのようなことが考えられるかな」と、院長はあくまで進行役として、スタッフが自ら発言して話し合うことが大事です。

　ここまで読んだ読者のみなさんはもうおわかりだと思いますが、すでにできていることに注力して取り組んでも、成長感が薄いのです。そのため、まずは目標を見える化して整理する。これをスタッフ同士で話し合ってもらい、自分なりに大事だと思ったことに取り組んでいくことが、積極性を引き出す秘訣ではないでしょうか。

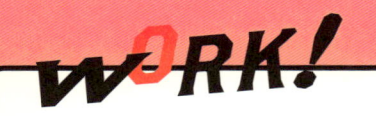

やるべきことを自走的に整理するワーク

（目安時間：15分、用意するもの：ペン、紙もしくは付箋）

1 「やるべきことを自走的に整理するワーク」は、理想像を細かく分解し、「できていない」ことを洗い出して、それが「できている」状態に近づけるためにはどうすべきなのかを自主的に決定してもらい、それを実行に移すことを目的としたワークです。

2 「よい歯科衛生士」や「よい歯科助手」など、「よい○○とはどのようなものか」をスタッフと話し合いましょう。そのうえで、よい○○となるために欠かせないことを紙に書き出し、ホワイトボードなどに貼っていきましょう。3つほど考えてもらうことが理想的です。

たとえば、歯科衛生士の場合は、「シャープニング」、「口腔内写真をきれいに撮る」などがあります。

ここでのポイントは、優先順位を設定することです。1番目に大事なもの、2番目に大事なもの……と順位付けをしたら、個々の項目について現状の把握をします。現時点で「できていること」もしくは「できていないこと」に分けていきましょう。

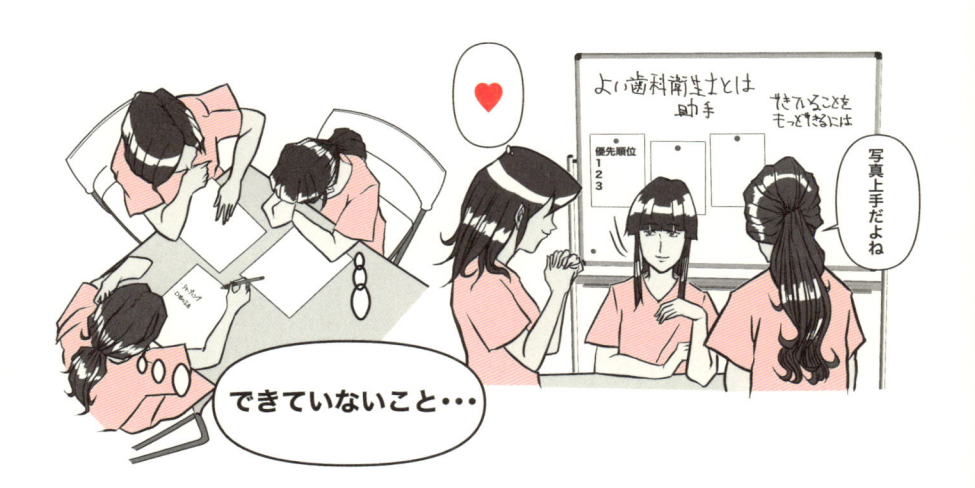

3 優先順位が高い重要なことでも、すでにできていれば、改めて取り組む必要はありません。
　「できていないこと」で最も優先順位の高いものに対して、1％でも「できていること」に近づけるにはどうすべきなのかをスタッフ同士で話し合い、決めて実行してもらいましょう。

ゲスト：小澤良一先生

マニュアルにはない事態にどのように対処すればよいでしょうか

14

本項では、「マニュアルにはない事態にどのように対処すればよいでしょうか」をテーマに取り上げます。ゲストとして、山梨県ご開業の小澤良一先生をお招きしました。小澤先生はマニュアルについて、どのようなイメージをおもちでしょうか。

> もともと、「マニュアル」という言葉はスタッフを縛りつけるような印象で、あまり好きではありませんでした。そのため、開業当初はマニュアルも何もなくスタートしたのを覚えています。

小澤良一

実は私も、マニュアルに対してアレルギーのようなものがあります。拙著『最強の歯科ミーティングバイブル』（デンタルダイヤモンド社刊）でも、マニュアルではなく「バイブル」と表現しているのはそのためです。ここでは、緊急事態の対処法ではなく、「なぜマニュアルにない事態に対処できないのか」について掘り下げたいと思います。

マニュアルとガイドラインの違い

勤務医から、「マニュアルにはなかったので、○○はせず終わりました」といった報告を受けることがあります。院長としては、もっと気を利かせ

てほしいと思ってしまいがちですよね。では、なぜそういったすれ違いが起きるのでしょうか。それは、「ガイドライン」がないからです。

マニュアルとは、「規律を守らせるために設定するもの」です。車でたとえると、「一般道で時速60キロ以上出してはいけません」というのはマニュアルです。過去の実績、たとえば過去に起こった事故などを省みて設定されたルールであり、それに従わないと問題が発生するおそれがあります。

一方、ガイドラインは、「未来の方向性を示すもの」です。車でたとえると、「楽しくドライブしよう。そのためには音楽をかけるのもいいね」というのがそれにあたります。

マニュアルにはない事態に対処できないスタッフが多い場合、ガイドラインが明確に設定されているかを確認してみましょう。ガイドラインの設定にあたっては、スポーツをイメージするとわかりやすいかもしれません。危険なラフプレイを禁じるのがルールだとすれば、チームとしての方向性、たとえば「思い切っていけ、楽しめ」という抽象的なメッセージがガイドラインです。組織のトップである院長がもつ価値観の物差しを、言語化して伝えることが大切です。

院長の価値観の見つけ方

小澤先生は、たとえば自身が大会社の社長で、社員の給料を全体的に2割程度下げなければならないほどの損失が発生した場合、どのように対応しますか。

> 数字が下がった原因は、社員全員に影響を与えている社長の責任ですから、まずは自分の身を切ると思います。

小澤良一

ありがとうございます。金銭面の問題を解決するにあたっては、その

人が最も大切にしている価値観が表れやすいと思います。小澤先生の場合、「責任をもつ」ことを重視しているのかもしれませんね。その価値観をガイドラインに落とし込むのであれば、「責任をもって仕事に取り組むこと」、「それでも困難な場合は、院長が責任をもつ」のように、抽象的でもよいので言語化してスタッフに伝えましょう。

経営者である院長とスタッフの価値観は異なっていて当然ですが、そのギャップが大きくなると、スタッフが動かなくなってしまいます。院長の価値観をガイドラインに落とし込むことで、スタッフが自主的に動きやすい雰囲気を作れると思います。

小澤先生は、「診療においてこれは外さないでほしい」、「こうしてくれると院長としてうれしい」といったお考えはありますか。

> 私自身もそう教えられてきたように、「適切な診断に基づき、当たり前のことをきちんとやる」ことが、歯科医療従事者として大切だと思います。また、1人の人間として患者さんに寄り添う、パーソナリティの部分も忘れずにもっていてほしいですね。それがうまくいって患者さんが笑顔で帰っていくときや、患者さんがスタッフのファンになって指名してくれるときに、院長としてうれしく思います。

小澤良一

確かにそれはうれしいですね。このように絵を浮かべながら抽象的に未来の方向性を語ることが、ガイドラインを作るうえでは大切です。

ガイドラインを作成するメリット

歯科医院では、マニュアルにない事態が起こることも珍しくありません。そのような場面でガイドラインがあれば、「うちの歯科医院は寄り添うことが重要だから、こうすれば寄り添いになるかな」など、行動の優先順位を

つけやすくなります。優先順位が決まると、新人教育やクレーム対応に際しても有効です。何を外さないでほしいのか、何をしてもらうとうれしいのかをミーティングの議題にして話し

合うと、抽象的な未来の方向性が定まってガイドラインができあがり、マニュアルにはない事態にも対処しやすくなると思います。

　また、歯科医院の方向性を示したガイドラインが定まることで、スタッフの前向きな行動に対して、「ナイストライ！」と賞賛しやすくもなります。

　小澤先生、何か感想や気づきがありましたら、お聞かせください。

> 　スタッフの人数が多くなると、院長の考えが頭のなかで思っているだけでは伝わらない場面が増えます。今回、角先生の話をうかがうなかで、院長自身がどのような未来を思い描いているかを伝える必要性を再認識できました。
>
> 　また、ガイドラインの考え方は、患者さんとのやりとりにも通ずると感じました。マニュアルを読み上げるような口腔衛生指導を受けても、患者さんの心には残りません。ガイドラインのように個々人に応じた未来の方向性を指し示す口腔衛生指導を行えれば、患者さんを動かせるのかなと思います。

小澤良一

　ありがとうございます。ガイドラインについてスタッフと話し合うことを、ぜひ楽しんでいただきたいですね。それが、歯科の未来にも繋がると思います。

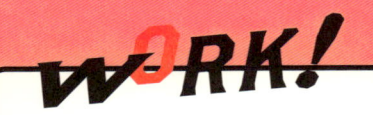

ガイドラインを作ろうワーク

(目安時間：10分、用意するもの：ペン、紙もしくは付箋)

1 「ガイドラインを作ろうワーク」は、歯科医院のルールを記した「マニュアル」だけではフォローできない、歯科医院が目指す抽象的な未来の方向性を示した「ガイドライン」を作るためのワークです。

2 まずは、診療において守るべき姿勢と、こうすると院長が喜ぶといった姿勢を考えて書き出しましょう。次に、診療において守るべき姿勢をマニュアルに、こうすると院長が喜ぶといった姿勢をガイドラインにそれぞれ振り分けましょう。

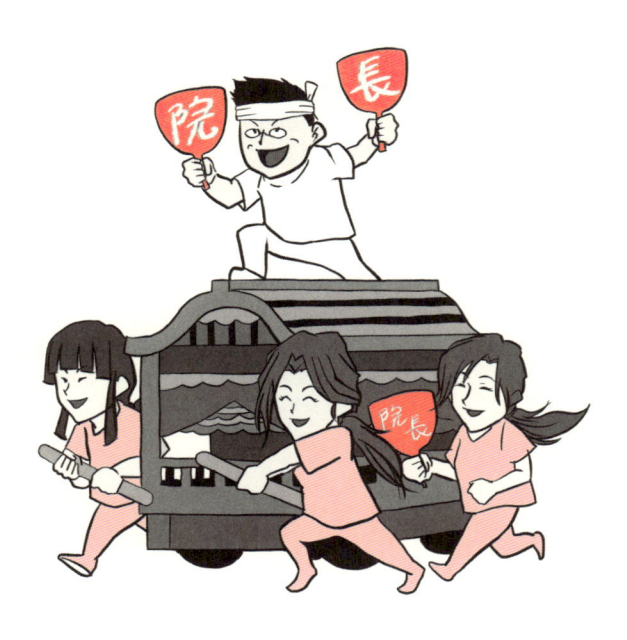
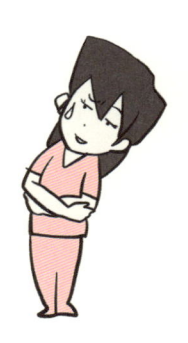

3 ｜ ２でガイドラインに振り分けた項目についてスタッフと話
し合い、スタッフの意見も取り入れながらガイドラインを
作り上げ、院長とスタッフがもつ考えのギャップを埋めて
いきましょう。

ゲスト：中島かなえさん

新人スタッフの受け入れ態勢を作るために必要な準備

15

本項では、歯科衛生士の中島かなえさんをゲストに迎え、「新人スタッフの受け入れ態勢を作るために必要な準備」について考えます。まずは中島さんから自己紹介と、新人スタッフの教育に関して気をつけていることをお聞かせください。

> 歯科衛生士の中島かなえです。「歯科衛生士離職予防メソッド 心みがきレッスン」を主宰し、おもにオンラインで歯科衛生士の心のサポートをしています。
>
> 新人スタッフの教育にあたっては、その人のいままでの経験や、学生時代に何をどう学んだかが、自分たちとは違うことも少なくありません。そこを擦り合わせていく意識をもつようにしています。

中島かなえ

どのような経験や学びを得てきたかは、時代や個々人によって異なりますからね。私自身が新人スタッフや勤務医の教育に際して意識しているのは、「メンタルの残高を減らさない」ことです。これは決して甘やかして持ち上げるわけではありません。チームスポーツのように、乗せながら引っ張っていくイメージで、いろいろなことを身につけてほしいと思っています。

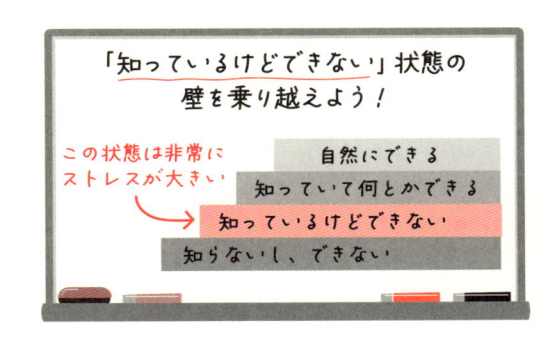

「知っているけどできない」状態の壁

　何かを学ぶ過程では、「知らないし、できない」という状態から「知っているけどできない」状態、「知っていて何とかできる」状態、「自然にできる」状態へとステップアップしていきます。

　大切なのは、「知っているけどできない」状態の壁をどう乗り越えるかです。この状態は非常にストレスが大きいので、ここで躓いてしまうと「私はこの業界に向いていないんだ」と心が折れてしまうかもしれません。しかし、それを乗り越えれば、「ここまで来たから、最後まで頑張ろう」と思えるものです。

成長の壁を乗り越える３つの方法

　「知っているけどできない」状態のまま離職してしまうと、他の業界に行っても同じ壁に突き当たって自己肯定感が下がり、八方ふさがりになってしまいかねません。

　そこで、成長の壁を乗り越えるための方法を３つ提案します。

１．メモの取り方

　「知っているけどできない」状態だと、自分のことを役立たずだと責めてしまいがちです。「メモの取り方ひとつで貢献できそうなところがたくさんある」、「自分なりに成長しているところがある」と感じさせることが大切だと思っています。そのためには、ただメモを取るだけではなく、メモを取りながら気づいたことや疑問を書き出してもらうなど、少しでも行動して参加させる工夫が必要です。

chapter 3

受け身の姿勢でひたすらメモを取っていても、「知っているけどできない」状態から抜け出せません。ほんの些細なことでもよいので、自分で考えて取ったメモの疑問を解決していく過程で、貢献や成長が生まれます。こうしたメモの取り方も共有して、新人スタッフを受け入れる際の準備に取り入れてみてはいかがでしょうか。

2．必要努力時間

初めて寒天アルジネート印象を行ったけど、うまく採得できなかったとします。人によっては才能がないと落ち込んでしまうかもしれませんが、これは、経験の量が足りないだけです。一発目でうまくいく人は少ないでしょう。

歯科の仕事にかぎらず、何かを習得するためには、「必要努力時間」があります。たとえば、バスケットボールでシュートを決めるためには1日2時間練習し、90日ほどかかるといわれています。この認識が抜け落ちているがゆえに、失敗したときに「才能がない、向いていない」と思い込んでしまうのです。新人スタッフを迎え入れる側も必要努力時間を再認識しておけば、焦らず個々人に合わせた指導を行えるでしょう。

3．診療か、診療以外か

『最強の歯科ミーティングバイブル2』（デンタルダイヤモンド社刊）でも述べましたが、歯科医院の仕事は「診療か、診療以外か」に分けられます。たとえば、新人歯科衛生士が初日から歯科医師の診療補助にかかわっても、うまくできるわけがありません。そこで自分が無価値な存在だと思い込んでしまわないように、診療以外で出せる価値があることをしっかりと伝えていく必要があると思います。

まずは新人でもできる仕事を任せて、居場所を作ってあげることが大切です。準備や片づけ、患者さんの話を聴くことなど、診療に慣れていなくても、力を入れて取り組める仕事があります。そのためにも、院長や先輩

スタッフが診療以外のやっておいてほしいことを順位付けして、リストを作ってみましょう。たとえば、①片づけ、②準備、③記録といったかたちです。

ステップを踏んだ新人教育を行おう

まずは「知っているけどできない」状態から、ちゃんとメモを取らせて、「やっている状態」にもっていきましょう。そして、「できないことは才能じゃなくて、量が足りないだけなんだ」と置き換えてあげることが大切です。

それでも、毎日の診療ではストレスがかかる場面もあります。診療に慣れていない状態でも自主的に取り組めるよう、「すぐできることリスト」を作成しましょう。リストはどの仕事からやればよいのか、それぞれ何回くらいこなせば身に付くのかなどを明確化します。それにより、先輩スタッフが新人スタッフを教えやすくなり、先輩スタッフのさらなる成長にも繋がります。

最後に、中島さんから感想をうかがえれば幸いです。

> 新人スタッフの教育に入る前に、既存スタッフの価値観を擦り合わせることも大切だと思っています。たとえば、「準備や片づけを丁寧に行うべきだ」と考えている人の価値観を掘り下げていくと、実は「時間をかけることが丁寧さだ」と考えていることがあります。これでは、「準備や片づけの制限時間は守るべき」と考えている人と合わなくなってしまいますよね。それを擦り合わせたうえで、新しい価値観をもった新人スタッフを受け入れる準備に入るとよいと思います。

中島かなえ

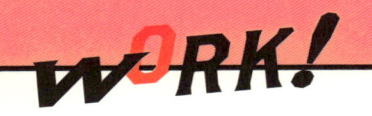

「すぐできることリスト」を作ろうワーク

（目安時間：10分、用意するもの：ペン、紙もしくは付箋）

1　「すぐできることリスト」を作ろうワークは、新人スタッフが入社してから「メンタルの残高」を減らさず、迷うことなく自主的に仕事に取り組めるよう、準備を整えるためのワークです。

2　まずは、院長やチーフスタッフが新人スタッフに求められる働きについて話し合い、書き出してみましょう。

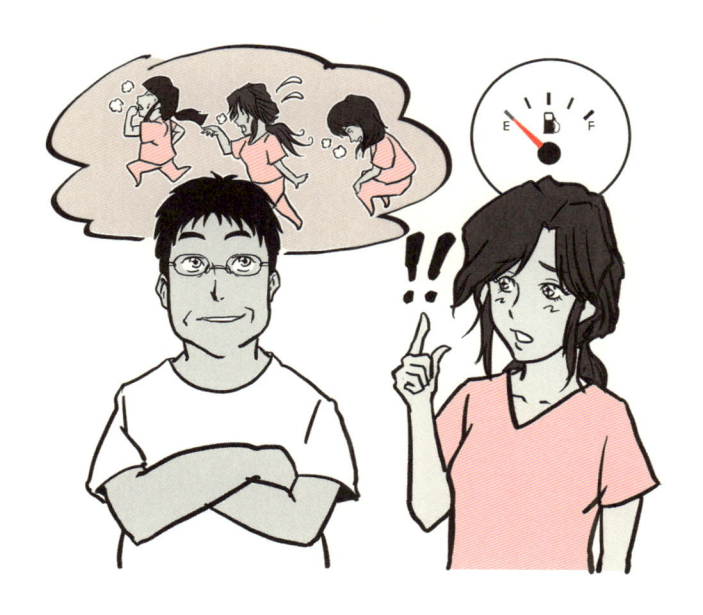

3 　書き出した仕事を「診療」と「診療以外」に割り振り、それぞれの「必要努力時間」と、何回くらいこなせば身に付くのかなども設定しましょう。そして、必要努力時間も踏まえて、新人スタッフの仕事に優先度をつけましょう。

ゲスト：中島かなえさん

スタッフが将来像を 明確に描くための 目標設定法

16

　前項に引き続き、歯科衛生士の中島かなえさんをゲストに迎え、「スタッフが将来像を明確に描くための目標設定法」について取り上げます。まずは中島さんが多くの歯科衛生士から話を聴くなかで感じた、将来像や目標設定の考えについてうかがえますか。

　その人が設定した目標がどこからきているのか、見つめ直すようアドバイスしています。本当に自分がやりたくて目標設定していることもありますが、不安からきている場合もあります。たとえば、「この資格をもっていたら、できる人と思われそう」などです。不安から目標設定をすると、達成しても次の不安が生まれるので、ずっと「自信がない」と言い続けてしまいます。

中島かなえ

将来を「妄想」させる

　スタッフが自発的に将来像を描き、目標を設定して頑張ってくれるほうがよいですよね。そのために意識してほしいのが、「妄想」させることです。

　妄想には、自分がやりたこと、つまり願望が含まれています。「本当にやりたいことは何ですか？」と問われても戸惑ってしまいがちですが、自分

の将来を妄想するように勧めてみると、自らの願望がはっきりとするのです。また、妄想することで具体的な理想のイメージが膨らむため、現状から課題を見つけ出しやすくなります。

　新人スタッフに目標設定をさせようとしたときにありがちなのが、みんな似たり寄ったりの目標を設定してしまうことです。いまの自分に何ができるか、すなわち現状から目標を設定しようとすると、自然体な目標からは離れてしまいます。それを防ぐためにも、理屈ではなく感情を動かす妄想が有効だと考えています。

　妄想するうえでのポイントは、「未来の目標を目指さず、過去形で語ること」です。私はこれを「妄想の予約」と表現しています。たとえば中島さんが「セミナーで全国を回りたい」を目標としているのであれば、「どのような順番で全国を回ったか」、「何月にどこを訪れたか」、「ゲスト講師は誰だったか」など、ディテールを掘り下げていきます。加えて、プライベートでの過ごし方なども妄想してみると、より現実感が増すでしょう。強い願望が入った目標を設定できれば、必ず人は動きやすくなります。

　スタッフの成長を考えると、コンフォートゾーン、すなわち「このままでよい」状態から抜け出して、自発的に学んでほしいところです。妄想によって描き出された将来の姿に近づくために何が必要かを考えることで、自主的な目標設定が可能となります。

日常臨床における「妄想」を スタッフ教育にも流用しよう

　「いつか旅行に行こう」と言っているだけでは、なかなか旅行に行けないものです。旅行の行き先と日程などをあらかじめ決めておくことで、仕事を頑張ったり、節約したりしてスケジュールを調整できます。歯科医院の仕事における目標設定でも、「○○に行けて楽しかった」など過去形で語る

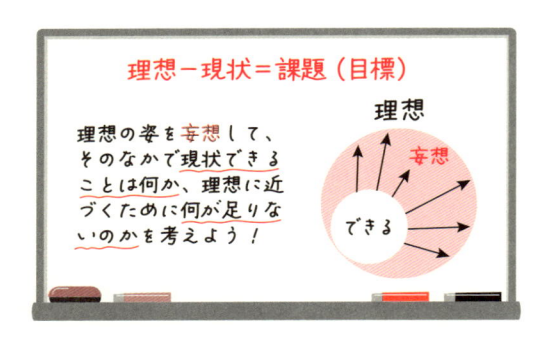

理想－現状＝課題（目標）

理想

妄想

できる

理想の姿を妄想して、そのなかで現状できることは何か、理想に近づくために何が足りないのかを考えよう！

ことで現実感が増し、実現可能なのだと、いわば「脳を騙す」ことができるのです。

　怪しい話をしていると思われるかもしれませんが、実はこうした目標設定法は、読者である歯科医師のみなさんが日常的に行っていることでもあります。みなさんは、初診の患者さんが次回も来院してくれるように声がけをしていると思います。たとえば、歯が1本しかない患者さんに対する、「これから何を食べたいですか。どこへ行って、誰と一緒に食事をしたいですか」といった声がけは、患者さんの未来を妄想させる言葉に他なりません。

　また、「○○さんはゴルフがお好きですよね。歯があるのとないのでは、ゴルフの飛距離が違うんですよ」といった声がけも、メインテナンスの中断を防ぐよい手段です。単に歯を守ることの重要性を伝えるのではなく、歯があることで実現できる未来のイメージをもたせることが、健全な予防歯科の現場だと思います。

　このような妄想させるコミュニケーションは、新人スタッフにも適応できます。たとえば、「君がいま、何をできるかはまったく関係ないよ。○○先輩みたいに働いていたいとか、そのときにどのような人になりたいとか、どのような技術があるか、患者さんとどう接しているかを想像してみて」といった声がけをしてみましょう。きっと、新人スタッフの感情を揺り動かせると思います。

　そうしてスタッフが自主的に立てた目標を信じて頼る、すなわち信頼してあげてください。これにより、院内に「どうせ絶対うまくいく」といった前向きな文化が芽生えるはずです。なお、「妄想の予約」に際しては、「そんな目標で本当にいいの？」などの誘導はスタッフの自主性を奪ってし

まいますので、禁止です。

　また、院長自ら妄想してみるのも面白いでしょう。たとえば、1年後にどのようなアポ帳だったら気分がよいかを考えて、そこから逆算して自発的に動いてみます。「スタッフが自発的に働かない、勉強しない」とお悩みの院長が医院の空気を変えるきっかけとして、ピッタリの方法かもしれません。

　最後に中島さんから、感想などいただければ幸いです。

　私自身、本当に勉強になりました。スタッフが積み重ねてきたキャリアを食材に喩えた場合、それを活かしてどのような料理を作れば相手を喜ばせられるかを考えると思います。しかし、時として食べる人のことを考えすぎて、食材の魅力を活かしきれない場合もあります。歯科医院においては、院長に配慮するあまり、自然体な目標設定ができないなどです。そうしたことは院長にとってもスタッフにとっても、もったいないですよね。

中島かなえ

　院長とスタッフのもっている妄想が異なる場合も、もちろんあります。たとえば、院長が「フレンチを作りたい」、スタッフが「カレーを作りたい」とそれぞれ考えているなら、フレンチ風のカレーを作ってもよいのです。そうした掛け合わせで新しい価値を生み出すことが、地域に貢献できる予防歯科づくりには欠かせないと思います。

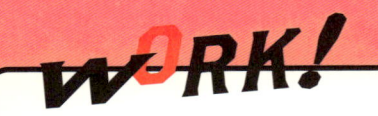

「妄想の予約」をしてみようワーク

（目安時間：10分、用意するもの：ペン、紙もしくは付箋）

1 「妄想の予約」をしてみようワークは、近い将来の自分がどのようになっていたいかを過去形で語ることで、スタッフが自然体かつ自主的に目標設定を行えるようになるワークです。

2 まずは、1年後にどのようになっていたいか、臨床とプライベートを問わず聴き出してみましょう。あくまでも妄想ですので、院長の理想のスタッフ像で縛ることなく、自由に発言してもらいます。

3 妄想を掘り下げてイメージを深めましょう。たとえば、「来年の2月には患者さんから感謝される歯科衛生士になりたい」というイメージの場合、「患者さんから何に対して感謝してほしいのか。臨床力か、接遇か」など、少しずつディテールを深めていきます。

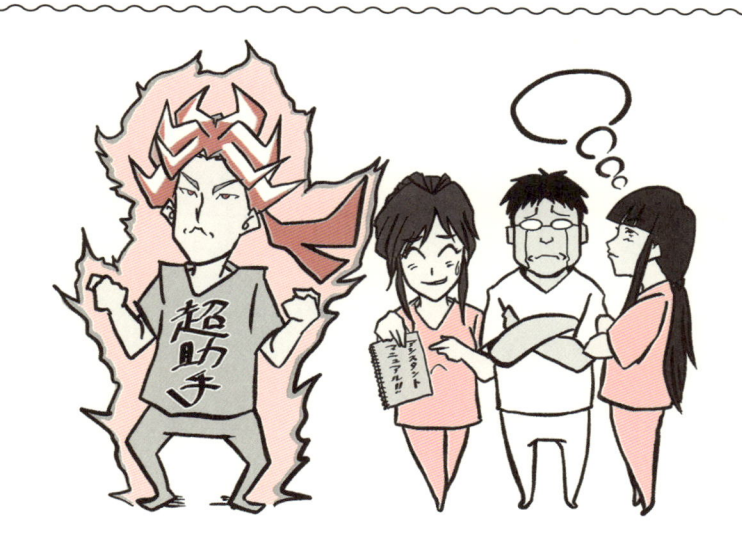

4 ある程度妄想のイメージが固まったら、その姿に近づくためには何が必要かを考えて書き出してみましょう。「臨床力を高めるために、SRP のセミナーを〇本修了する」、「接遇力アップのために、コミュニケーション能力が高い人と〇回飲み会をする」など、肩肘張らず自由に目標設定を行います。

5 スタッフの設定した目標が院長の理想とは異なる場合、院長とスタッフの価値観を掛け合わせて新たにどのような価値を作れるか、考えてみましょう。

ゲスト：前野博毅先生

臨床デビューの タイミングを図るには?

17

本項では「臨床デビューのタイミングを図るには？」をテーマに、熊本県・大坂総合歯科で副院長を務める前野博毅先生をゲストに迎えてお話しします。前野先生、よろしくお願いします。

> よろしくお願いします。当院は熊本の県北で福岡に近いところにあります。おそらく人口が5万人を切るぐらいで、若い方も離れていくような土地柄ですが、ありがたいことに就職していただける方が多いです。
> 角先生には定期的にうちの病院に来ていただいて、一緒にスタッフの教育や成長のサポートをお願いしています。

前野博毅

大坂総合歯科は、新人スタッフが誇りをもちながら仕事をしていると感じます。臨床デビューのタイミングなどは、どのように決めていますか。

> 半年間の研修スケジュールを組んで、まずはマニュアルを一緒に読み合わせて練習しながら相互実習を重ねます。その後、模型実習を経て実際に簡単なテストを行い、問題がなければ少しずつ患者さんを診ます。
> なるべく多くの人がかかわり、みんなで育てていく意識を大切にしています。

前野博毅

　今年は新人スタッフが3人入ったので、それぞれに年齢が近い教育担当者をつけるのが困難でした。そのため、私や歯科衛生士長、先輩スタッフと話すタイミングを定期的に設けるようにアプローチしました。

目標を細かく設定する

　新人スタッフの教育においてよくありがちなのが、いざ入社しても教育の仕組みが整っておらず、「この歯科医院は教える術がないんだな」と思われて離職に繋がるというパターンです。大坂総合歯科はそうした"人依存"になっていないのがすばらしいですね。

　臨床デビューのタイミングについては、0か100か（できるかできないか）の2択ではなく、"グラデーションでみる"ことが重要だと思います。やり方はシンプルで、スタッフの目標設定を細かく書き出し、どのレベルまでできるようになったかをチェックします。項目は「問診・コミュニケーション」など侵襲の少ないものから、ゆるやかな螺旋階段を登っていくイメージで決定しましょう。

　また、目標を定めるだけではなく、それぞれの項目に対する行動も設定します。1つの項目について「説明できる」、「見学した」、「アシストについた」、「1人でできる」など、段階を踏んで独り立ちできるように分解しましょう。これにより、何をどの程度までできるようになったかが明確になります。個々の新人スタッフの能力を把握しやすくなるため、仕事を割り振るうえでも有効です。

「とりあえずやってみて」からの脱却

　従来の「やってみて、わからなかったら聞いてね」といった教え方では質問の頻度が高くなり、教育する側に負担がかかるという問題がありました。

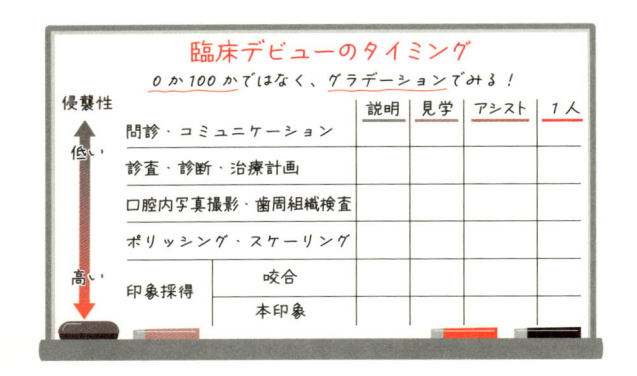

また、教わる側としても、質問する相手によって答えが違うといったすれ違いも起きがちです。

個々の新人スタッフがどの程度まで仕事をこなせるようになっているかを可視化することで、"人依存"の教育から脱して"みんなで育てる"仕組みを作れます。また、新人スタッフも自分の立ち位置を再確認することで、よりレベルの高い仕事にチャレンジする意欲が湧くようになります。

心を折れさせず臨床デビューに導く

新人スタッフは、もちろん臨床デビューしたい気持ちがある一方で、不安も抱えています。若い世代は、とくに不安やストレスに対する耐性が高くないように感じます。従来の「まずはやってみよう」といった指導スタイルでは、伸び悩んでしまうでしょう。

また、そうした特性を指導者側の価値観で強制するのではなく、指導者側が新人スタッフの価値観に合わせて指導したほうが、結果が出ると考えています。一歩ずつレベルアップしていると実感できれば、不安に対する耐性が高くない若い世代でも成長を楽しめると思います。

とくに新卒など若いスタッフを教育する場合は、目標設定をシンプルな表ではなく、すごろくのような見た目にして、ゲーム感覚で成長を実感してもらうのもよいでしょう（本項のワーク参照）。少し子ども扱いのようにも思えますが、試用期間の3ヵ月でいかに心を折れさせないかがたいへん重要です。1つの方法としてご承知おきください。

前野先生の実感などもお聞かせいただければと思います。

今年１年目の新人スタッフと話していると、やはり失敗に対する不安や恐れが大きいのかなと感じます。角先生のお話にもあったように、螺旋階段をゆっくりと登っていくイメージで成功体験を積み重ねることで自信がつき、デビューに繋がるのだと思います。

　また、若い世代ほど仕事に対して"納得感"を求めているように感じます。個々の仕事について、それがなぜ必要なのかを細かく説明したうえで目標設定を行うと、不安なく前に進めるのかなと思います。

前野博毅

　なるほど、納得感は確かに大切ですね。一方的な指示ではなく、新人スタッフが納得感をもって働けるように細かく説明して設定することで、積極的に動いてくれるようになるケースは多いです。

　新人スタッフにとって、働き始めたばかりのころはいわばアウェー状態です。そこで能力を発揮してもらうためには、患者さんに接するときのような細やかな説明が求められているのかもしれませんね。

chapter 3

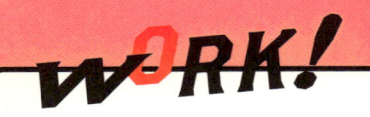

「仕事の棚卸し」をしてみようワーク

（目安時間：10分、用意するもの：ペン、紙もしくは付箋）

1 「仕事の棚卸し」をしてみようワークは、歯科医院における仕事を細かく洗い出して項目分けすることで、新人スタッフがどの程度まで仕事をこなせるようになっているのかを可視化するワークです。

2 まずは、臨床かそれ以外かを問わず、新人スタッフに身に付けてほしい仕事のスキルを考えつくかぎり書き出してみましょう。

3 書き出した仕事を、患者への侵襲性が低い順に並べましょう。そして、それぞれの項目に対する行動も設定して表にしましょう。たとえば、「説明できる」、「見学した」、「アシストについた」、「1人でできる」などといった具合です。

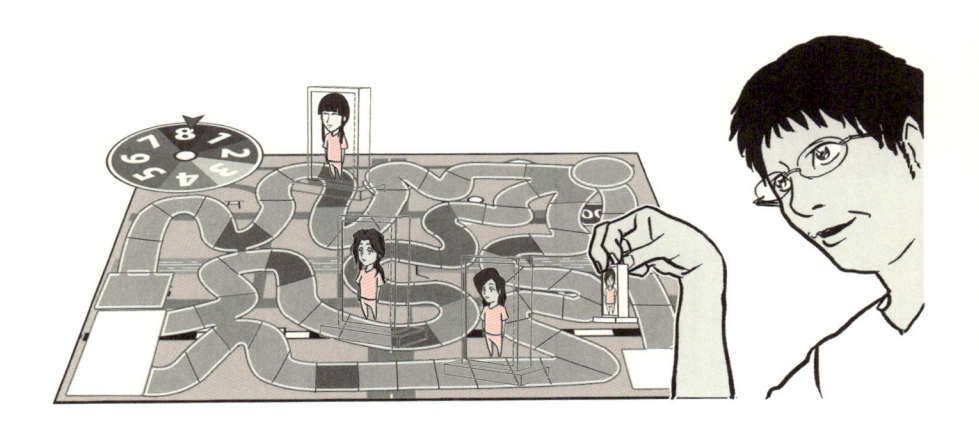

4 完成した表を用いて新人スタッフを教育しながら、どの段階まで仕事をこなせるようになったかの認識を共有しましょう。

5 シンプルな表ではなく、すごろくのようにビジュアル化するのも有効です。新人スタッフの不安を和らげ、楽しみながら成長できる環境が整うでしょう。

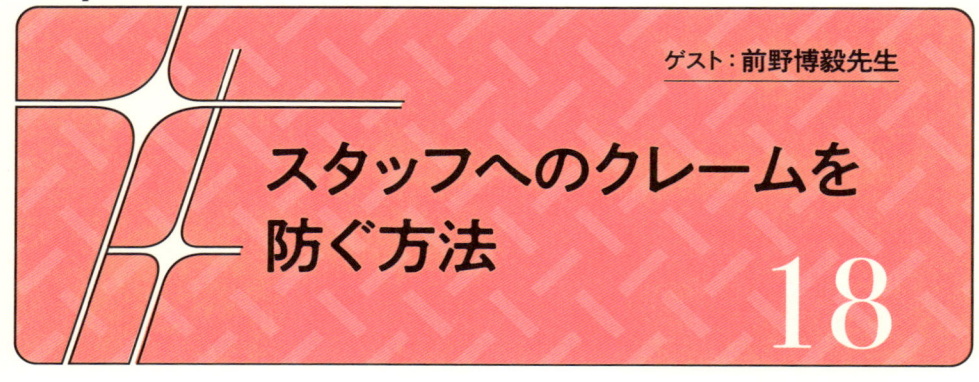

ゲスト：前野博毅先生

スタッフへのクレームを防ぐ方法

18

前項に引き続き、熊本県・大坂総合歯科で副院長を務める前野博毅先生とともに、「スタッフへのクレームを防ぐ方法」をテーマに考えていきたいと思います。大阪総合歯科では、新人スタッフの教育においてクレームを防ぐための配慮や心がけなどは教えていますか。

初めて患者さんを任せる際は、なるべく寛容な患者さんについてもらうようにしています。また、たとえば印象採得を行うにあたっては、患者さんの口腔内の状況を説明したうえで、「こういった理由で難しい作業なので、ベテランでも失敗するケースがあります」などと伝えておくことで、クレームの事前予防になると考えています。

前野博毅

" 最悪のプラン " の提示で心構えを

忙しかったり、余裕がなかったりすると、新人スタッフをいきなり患者さんにつけるなど、丸投げにしてしまいがちです。そして、患者さんの予想や期待を下回ってしまうと、クレームの原因になり得ます。あらかじめ新人であると正直に説明して患者さんの了承を得ておくことで、受け入れてもらう下地ができ、不要なクレームを防げますね。

また、「何かあったら言ってね」という漠然とした指示だけでは、緊急時にどう対処すればよいかわからない場合があります。そこで、こういったトラブルが起こり得るといった"最悪のプラン"を新人スタッフに提示し、その際の対処法をあらかじめ伝えておくことが有効です。どこまで自分で対処できるのかを明確にしておくと、安心して仕事に取り組めると思います。

　大坂総合歯科ではトラブルが起きた際、どのように対処していますか。

前野博毅

　とくに若い新人スタッフは、失敗を恐れる傾向があります。そのため、トラブルが起こった際はまず報告することが責任だと伝えています。

　たとえば、踏むべき手順を1つ飛ばしてしまったことでトラブルが生じた場合、手順を飛ばしたことはミスなので、しっかり注意するよう指導します。そのうえで、起きてしまったトラブルを解決するためには、通常の業務以上の能力が求められますので、先輩や上司が対応しています。

報告はトラブルを大きくしないためにある

　そもそも、報告はトラブルを大きくしないためにあります。報告に対して監査のようなイメージをもつスタッフもいるので、トラブルを大きくしないため、スタッフを守るために報告があることを伝えることが大切です。

　患者さんを不安にさせてしまったことや、時間がかかってしまったことに対する謝罪はすぐに行う必要があります。一方で、医療行為に対する謝罪はかえって誤解を招くこともあるため、本当にその必要性があるのかを慎重に判断しなければなりません。

　また、一口に"クレーム"といっても、急患など定期的に来ていない患者さんからのものか、歯科医院に定着している"ファン患者さん"からのものかによって、対処法が変わります。前者の場合、その歯科医院の方針など

とマッチしていないことから不満を抱いたのかもしれません。対応したスタッフには非がない可能性も考えられますので、ときには深く落ち込まないように励ますことも必要でしょう。後者の場合、スタッフの対応が患者さんの期待を下回ってしまった可能性があります。院長や指導者がクレームの内容を受け止めたうえで対応する姿勢が求められます。

　クレームが起こった場合、患者さん側も感情と事実がないまぜになっていることがあります。歯科医院としてはクレームが起こる状況を作りたくないのはもちろんですが、患者さんも、何か伝えたい思いがあるからこそクレームを訴えているはずです。その感情にできるかぎり寄り添ったうえで、事実に関しては理路整然と説明して対応するのがよいと考えています。

クレームは期待の裏返し

　クレームは期待の裏返しであることもしばしばです。私自身、クレーム対応を苦手に感じていた時期もありました。しかし、患者さんの話を傾聴するなかで、歯科医院に寄せる期待に気づかされ、多くの反省を得たのです。

　患者さんの期待に応えられていない場合、クレーム以外に、無断キャンセルという静かなかたちで表れることもあります。そういった意味では、クレームをぶつけてくれるというのは、それだけ歯科医院に対する熱い思いがあるといえるのかもしれません。

　クレームが起きたら、対応したスタッフではなく、歯科医院の仕組みに問題があり、患者さんの期待を裏切ってしまったのだと捉えることが重要です。クレーム事例を感情と事実に分けて整理し、経緯や現状まで記した“クレーム集”を作ってみてはいかがでしょうか。たとえば、100件のクレームがあったとしても、1つの共通するパターンを見つけられるかもしれません。それをもとに、クレームをいただいた患者さんに対して前回の謝罪とともに改善した点を伝えることで、信頼関係を修復できる可能性が

あります。このようにクレームは、歯科医院を成長させるためのきっかけになり得るのです。

前野博毅

　私も副院長の立場でクレームに対応することがありますが、やはり精神的な負担は感じますし、なるべくクレームを出したくないという気持ちはあります。一方で、クレームは新人教育にあたって大きなきっかけを得られることがあり、院内の仕組み作りという点でもプラスに働くと考えています。

　失敗やクレームを恐れ、避けてばかりでは成長できないと思います。それらを受け止められる状況を作り、気持ちが落ちたときにどうフォローしていくかが、教育する側には求められています。

　また、院長や副院長といった経営者の立場からも、クレームを活かせます。たとえば、自院の仕組みを変えていきたいが、スタッフ側がブレーキを踏んでしまうという場面です。このとき「患者さんのクレームにどう対応するか」という視点でアプローチすると、全員が納得しやすくなります。ネガティブなクレームを医院変革の推進力として、ポジティブに利用するのです。

クレームは歯科医院を成長させる " 筋肉痛 "

　非常に簡潔にまとめてくださり、ありがとうございます。前野先生のお話には私も同感で、クレームの痛みは自院を成長させるための筋肉痛のようなものだと思うのです。そうした気構えで院長や教育担当者がずっしりと構え、クレームに対応していくことで、新人スタッフがその姿を見て安心し、学んでくれると思います。また、新人スタッフに見られていると意識することで、院長や教育担当者の対応力向上にも繋がるでしょう。

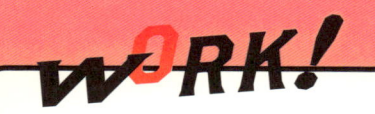

「クレームのカルテ集」を作ろうワーク

（目安時間：10分、用意するもの：ペン、紙もしくは付箋）

1 「クレームのカルテ集」を作ろうワークは、スタッフが受けたクレームについて整理して分析することで、クレームのパターンを見つけ出すワークです。

2 まずは、クレームを受けた経緯からどのような対応を行ったか、現状の患者さんとの関係性はどうなったかなど、時系列で書き出してみましょう。

3 次に、受けたクレームが急患など定期的に来ていない患者さんからのものか、歯科医院に定着している"ファン患者さん"からのものかを整理しましょう。

4 続けて、クレームの原因が患者さんの"感情"か、客観的な"事実"かを判断して分類しましょう。

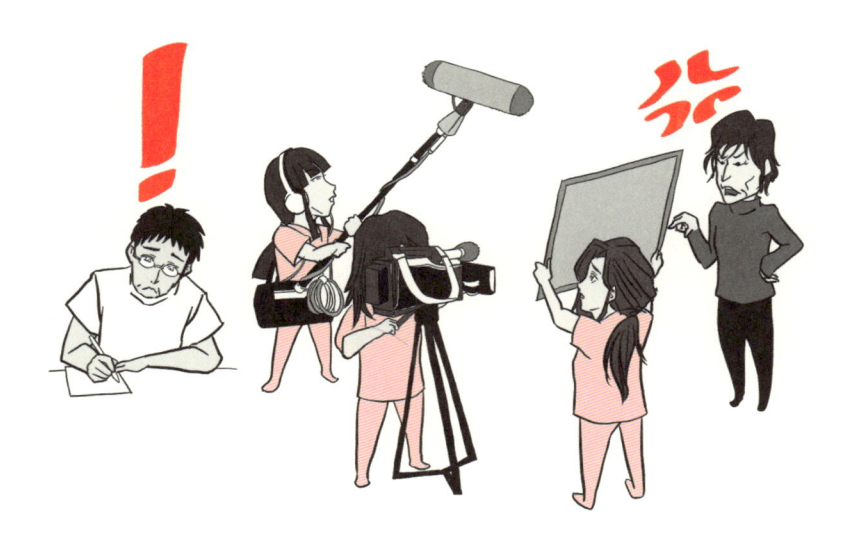

5 クレームの分類が済んだら、「3」と「4」の分類で共通するパターンがないか、クレームを受けたスタッフ以外も交えてディスカッションしてみましょう。

6 また、クレームを受けたスタッフが患者さん役を演じ、他のスタッフを相手に、どのような経緯でお叱りを受けたのかをロールプレイしてみるのも有効です。患者さんの役を演じるなかで、他のスタッフにリアルな雰囲気を伝えられますし、自身の配慮不足などに気づくこともあります。

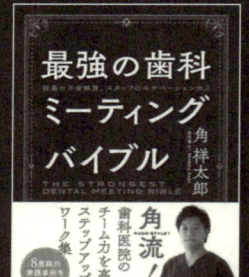 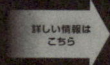
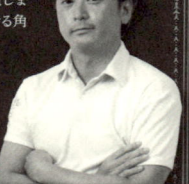

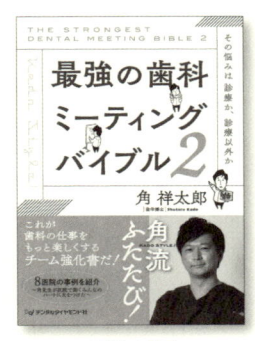
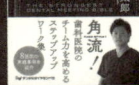

著者略歴

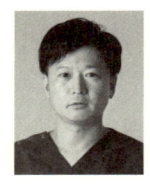

角 祥太郎 (かど しょうたろう)

東京歯科大学卒業、同大学大学院解剖学講座修了、歯学博士。大手医療法人社団の副理事長、総院長を務め、診療の傍ら延べ40名の歯科医師、200名のスタッフマネジメントを行う。同医療法人グループ内で株式会社を立ち上げ、代表取締役に就任。海外事業の立ち上げなども経験したのちに株式会社clapping handsを設立、現在に至る。

現在も診療を続ける傍ら多数の企業顧問、年200回以上のセミナーを行う。若手歯科医師を集めた「Light Heart Dental College」というコミュニティも主宰。会社のミッション「健康を思いっきり健康で満たす」を通じて、いまの子どもたちが将来歳を取っても、寝たきりにならない社会を目指して活動している。

学生のころからの趣味のプロレスで、「週刊プロレス」の表紙に載ったこともある。「楽しそうにしている歯科医療従事者が未来」を体現するため、さまざまな方法により日夜挑戦を続けている。

著書に『最強の歯科ミーティングバイブル』『最強の歯科ミーティングバイブル2』(デンタルダイヤモンド社刊)がある。

Facebook

Instagram

セミナーのご要望は
お気軽に

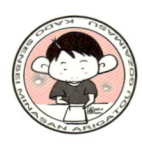

イラスト

笠間慎太郎 (かさま しんたろう)

歯学博士、かさま歯科クリニック院長
3DCGの研究に従事、その傍ら漫画連載をweb上で行っている

最強のチームビルディングバイブル
僕たちはどうせうまくいく

発行日	2024年10月1日　第1版第1刷
著　者	角 祥太郎
発行人	濵野 優
発行所	株式会社デンタルダイヤモンド社
	〒113-0033 東京都文京区本郷2-27-17 ICN ビル3階
	電話 = 03-6801-5810 ㈹
	https://www.dental-diamond.co.jp/
	振替口座 = 00160-3-10768
印刷所	能登印刷株式会社

ⓒ Shotaro KADO, 2024

落丁、乱丁本はお取り替えいたします